LA MALADIE D'ALZHEIMER

LE GUIDE

Judes Poirier Ph.D., C.Q.
Serge Gauthier M.D.

LA MALADIE D'ALZHEIMER

LE GUIDE

Préface d'André Chagnon

Postface de Michaëlle Jean

Maquette : Cédric Scandella
Illustrations : Amélie Roberge
Photos des auteurs : Sarah Scott
© Les Éditions du Trécarré, 2011
ISBN : 978-2-253

Ce livre est dédié à Francine, à Louise, à Thérèse, à Éric, à Judith, à Catherine et à Alexandre pour nous avoir aidés à garder le cap dans les moments difficiles de la vie.

Sommaire

Préface

S'il est un sujet qui m'accompagne et me préoccupe depuis quelques années, c'est bien la maladie d'Alzheimer puisque Lucie, mon épouse, en est atteinte. Comme de nombreuses familles, nous faisons face à la situation et nous apprenons à vivre le deuil de plusieurs bonheurs qui auraient dû disparaître seulement avec la mort. La communication, la complicité et les rêves partagés ne sont plus possibles. Évidemment, Lucie n'est pas seule à souffrir de cette maladie. On compte 40 millions de victimes dans le monde et on prévoit que leur nombre atteindra 80 millions en l'espace d'une génération.

Cette maladie prend des allures épidémiques et touchera sévèrement les pays occidentaux, dont la population est vieillissante. Pour paraphraser le célèbre fabuliste Jean de La Fontaine, on peut affirmer que tous ne seront pas personnellement victimes de la maladie, mais tous en seront affectés. En effet, chacun de nous connaîtra des membres de sa famille ou de son entourage immédiat qui seront diagnostiqués et dont il faudra prendre soin.

Au quotidien, le proche aidant a besoin d'encouragements, de soutien et de conseils pour l'aider à assumer son rôle et à prendre les bonnes décisions. La génération montante, elle, a besoin de savoir si les recherches évoluent et si elle peut espérer un avenir plus serein que celui de ses parents et grands-parents. Le présent ouvrage répond à l'un et à l'autre en termes clairs et accessibles. Il prodigue certains conseils au proche aidant et dissipe les mythes en fournissant des données précises et des explications médicales qui éclaireront le lecteur néophyte.

Reconnus pour leur compétence en cette matière, les docteurs Judes Poirier et Serge Gauthier ont réussi à dresser le bilan des recherches passées et présentes, se permettant même une petite incursion dans le futur. Ils abordent avec simplicité et rigueur les aspects qui nous préoccupent. Génétique, facteurs de risque, pose du diagnostic, évolution de la maladie, traitements, prévention, tout y est. On se réjouit que de nombreux chercheurs et cliniciens consacrent autant d'énergie à faire avancer la recherche en ce domaine, et les informations que les auteurs nous livrent sont une source de réconfort.

Si je devais exprimer un souhait, c'est que le livre *La Maladie d'Alzheimer : le guide* entre dans les foyers avant même que les symptômes y fassent leur apparition. La raison est fort simple : il est beaucoup plus facile de traiter du sujet en famille alors que personne n'est atteint. Le proche qui attendra de soupçonner des signes de la maladie chez son conjoint pour lire ce livre s'exposera peut-être à une vive réaction de ce conjoint si celui-ci a connaissance de sa lecture. On doit éviter toute situation inutilement conflictuelle avec une personne atteinte de la maladie d'Alzheimer et adopter une attitude empreinte de compréhension, de respect et d'amour. Il faut savoir que la très grande majorité des personnes qui sont à la phase initiale de la maladie ont tendance à nier leurs symptômes et refusent même d'en discuter.

On ne saurait prétendre que les mesures de prévention ont une efficacité à toute épreuve, mais elles ne nuisent sûrement pas. La saine alimentation, l'exercice physique et la scolarisation, entre autres, seront toujours le gage d'une meilleure qualité de vie, et il faut les encourager. Bien que la Fondation Lucie et André Chagnon n'ait pas pour mission de prévenir la maladie d'Alzheimer, la prévention est au cœur de toutes ses actions. Dans tous les domaines, je crois que la prévention devrait être privilégiée et à plus forte raison dans la recherche liée à la maladie d'Alzheimer, puisque les coûts humains et financiers qui seront à la charge de notre société au cours des prochaines années connaîtront une croissance dramatique.

Les traitements ont beaucoup évolué depuis la découverte de la maladie il y a une centaine d'années, et les médecins ont raffiné leurs interventions auprès des malades. J'ai l'occasion de le constater régulièrement en voyant agir le docteur Gauthier, qui suit mon épouse depuis 2004. Grâce à son approche humaine, sensible et perspicace, il a su développer au fil des ans, tant avec Lucie qu'avec la famille, une belle relation pour laquelle je lui suis profondément reconnaissant.

André Chagnon
Président du conseil et chef de la direction
Fondation Lucie et André Chagnon

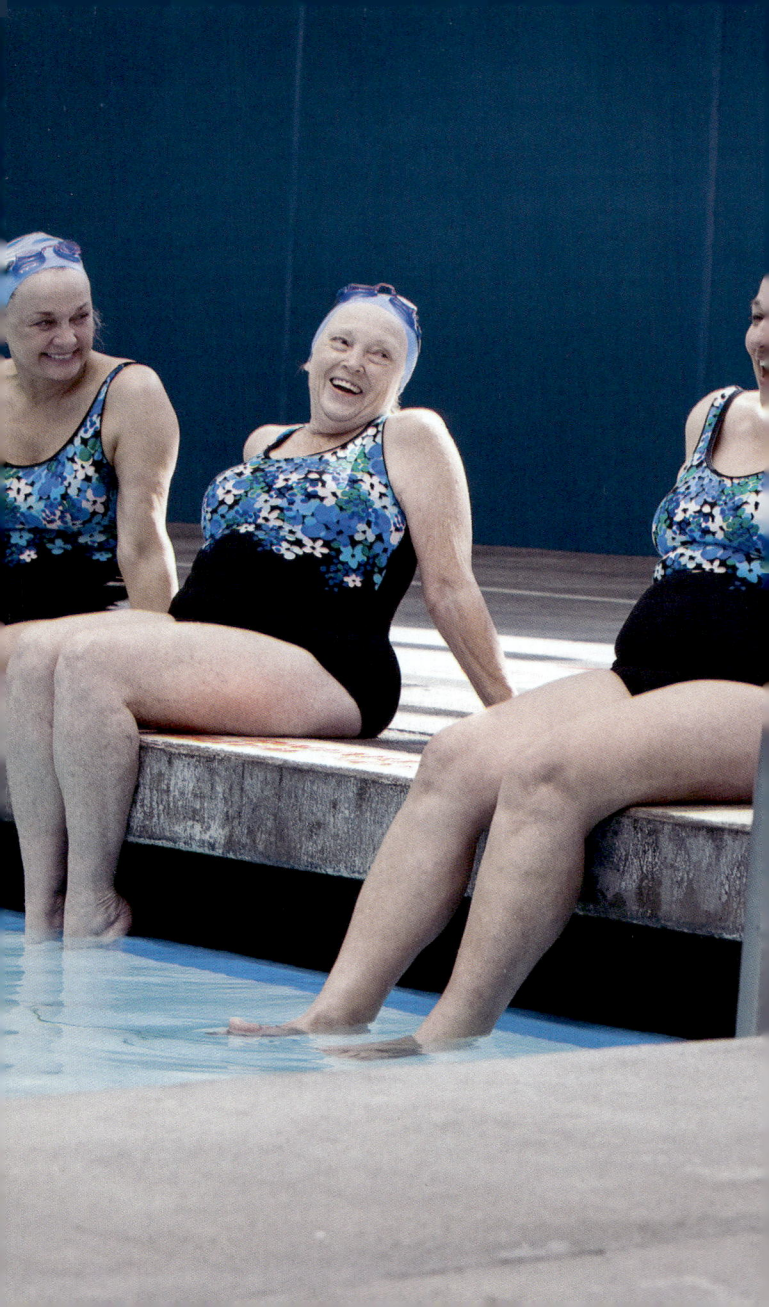

INTRODUCTION

La maladie d'Alzheimer à l'ère des baby-boomers

Pendant de nombreuses années, la profession médicale a fréquemment associé la perte progressive de la mémoire avec le vieillissement normal. D'où la surprenante statistique indiquant qu'un pourcentage important (plus de 50 %) des gens atteints de la maladie d'Alzheimer en phase légère ne sont pas diagnostiqués, ou sont diagnostiqués mais non traités. Il faut comprendre que la grande famille des démences, dont la maladie d'Alzheimer fait partie, a pendant longtemps peu ou pas intéressé les médecins, car ses principaux symptômes étaient considérés comme des conséquences normales du vieillissement.

On n'y voyait pas nécessairement une maladie au sens propre, avec une progression clinique prévisible et des symptômes quantifiables, mais plutôt le résultat de l'avancement en âge. Souvent, les symptômes initiaux de la maladie n'ont que très peu d'impact sur les activités de la vie quotidienne d'une personne. À un point tel qu'il est plutôt rare de voir un individu en phase légère se présenter seul chez le médecin pour discuter de ses symptômes. C'est généralement un proche (le ou la partenaire, un parent) qui convaincra la personne de la nécessité de voir le médecin pour évaluer la situation. Dans l'esprit de cette personne, tout va pour le mieux et rien ne justifie une visite chez le médecin.

La **figure 1** illustre la progression relative des principaux symptômes que présente une personne atteinte de la maladie d'Alzheimer au cours des huit à douze années que dure la maladie. On voit qu'il y a d'abord une phase silencieuse où le dommage au cerveau progresse très lentement, soit pendant une ou deux décennies, sans qu'il y ait aucun symptôme apparent. Avec l'arrivée des premiers symptômes, tels que la diminution de la mémoire récente ou le fait de chercher ses mots, survient le diagnostic de la maladie. Il n'est pas rare à ce stade que le patient ou la famille tarde à voir un médecin, pensant que la perte de mémoire est tout à fait normale chez les gens d'un certain âge.

On note que ce sont surtout les troubles de la mémoire qui dominent en début de maladie et qui progressent au cours des premières années. Il s'ensuit une perte graduelle de l'autonomie fonctionnelle, soit la capacité de gérer ses finances, de conduire sa voiture, de faire ses repas et éventuellement de prendre soin de soi et de parer à ses besoins primaires. Plus tard apparaissent assez fréquemment des troubles de comportement qui se manifestent différemment d'un être à l'autre et d'un sexe à l'autre. Concrètement, on parle de colères spontanées, d'agressivité, ou à l'inverse d'apathie et de manque d'intérêt. Finalement, des problèmes moteurs émergent chez une proportion importante des personnes atteintes, les privant de leur autonomie physique.

Comme on le voit, la maladie d'Alzheimer est beaucoup plus qu'une maladie de la mémoire. Elle évolue lentement chez les soixante-cinq ans et plus et atteint différentes parties du cerveau où siègent la mémoire, l'apprentissage, le jugement, les émotions et même le mouvement. Et le fait est que les premiers baby-boomers, soit le début de la vague anticipée de vieillissement de ces enfants nés après la Seconde Guerre mondiale, viennent tout juste d'avoir soixante-cinq ans, âge où la prévalence de la maladie d'Alzheimer se met à grimper de façon presque explosive.

Ce livre propose une analyse détaillée de la situation actuelle quant à cette maladie, de son évolution dans le temps, des efforts déployés par les différents corps médicaux pour ralentir sa progression ou pour bien gérer certains de ses symptômes les plus problématiques. Le présent ouvrage tente avant tout de démystifier la maladie dans son ensemble, de clarifier les questions les plus communes posées par les patients ou les membres de leur famille. Il fait une revue systématique de plus de cent ans de recherche médicale, avec ses bons et ses moins bons coups. Il présente une vision régionale autant que mondiale de la situation de la maladie d'Alzheimer et des choix auxquels notre société devra faire face à plus ou moins brève échéance.

Ce livre se veut un survol de l'actualité tant médicale que scientifique qui examine les progrès récents de la recherche, les causes et les traitements de la maladie d'Alzheimer, les approches de prévention qui sont en développement et les habitudes de vie qui ont été scientifiquement validées et qui sont susceptibles de ralentir ou d'entraver la progression symptomatique de la maladie. On parle entre autres de l'alimentation et de l'exercice, deux choix personnels qui ne nécessitent ni visite chez le médecin ni ordonnance.

Les données démographiques récentes recensées par les différentes sociétés Alzheimer à travers le monde brossent un tableau plutôt sombre des trois prochaines décennies : toujours plus de sujets atteints, des coûts astronomiques en santé, des traitements qui se veulent à action limitée et des investissements mitigés en recherche. Cela dit, il nous est apparu important de mieux expliquer la situation aux lecteurs, de détruire certains mythes qui ont encore la vie dure aujourd'hui,

PROGRESSION DE LA MALADIE D'ALZHEIMER

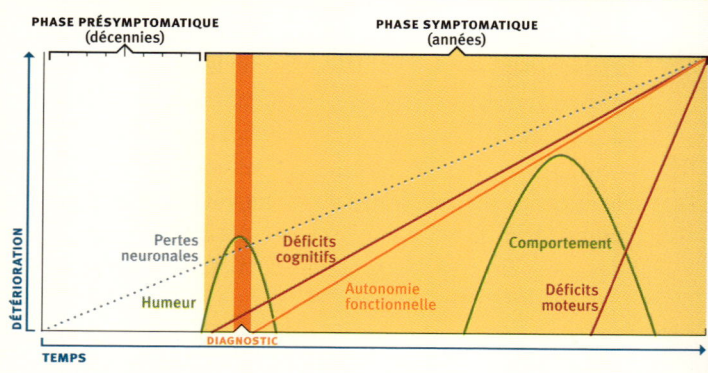

FIGURE 1

de décrire de façon plus humaine les différentes étapes de la maladie et les choix familiaux qui s'imposent à chacun de ces stades. Bref, nous avons senti le besoin de dire les choses comme elles sont, sans tomber dans les pièges de l'alarmisme et des faux débats. Nous comprenons beaucoup mieux la maladie qu'il y a cinq ans. Nous sommes passés du stade de la détection difficile de la maladie à l'élaboration de stratégies de prévention très sophistiquées. C'est cette nouvelle compréhension des causes et des traitements que nous tenons à partager avec les lecteurs, et cela, dans un format moins technique et plus accessible.

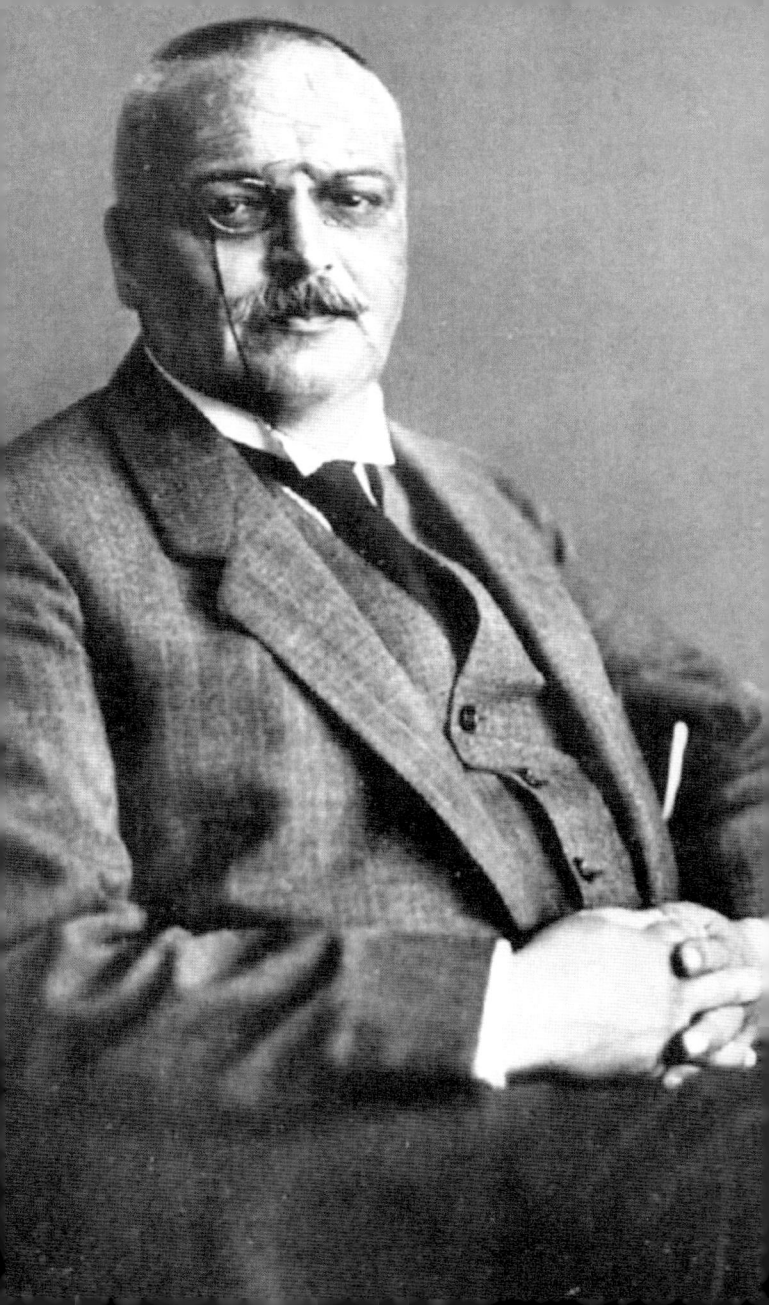

CHAPITRE 1

Le professeur Alois Alzheimer : un homme de science et de cœur

Né le 14 juin 1864, dans la petite ville bavaroise de Marktbreit, en Allemagne, Aloysius ou Alois Alzheimer est le deuxième fils du notaire royal Eduard Alzheimer. Sa naissance fut sans complication. Il est baptisé deux semaines plus tard, selon le rite catholique de l'époque, dans la maison paternelle. Restaurée en 1995 par la compagnie pharmaceutique Eli Lilly, cette résidence est devenue depuis un musée et un centre de congrès mondial renommé.

Le petit Alois vit une enfance dépourvue de soucis. Il fréquente l'école de son quartier jusqu'en 1874, année à laquelle son père décide de le transférer chez son frère à Aschaffenburg, où il poursuivra ses études au lycée de la ville. Après la naissance d'Alois, cinq frères et sœurs agrandissent la famille qui, faute d'espace, décide de rejoindre le frère aîné du père dans la ville d'Aschaffenburg.

C'est en 1883 qu'il obtient son baccalauréat. Ses professeurs notent dans leur compte rendu écrit : « Ce candidat a fait preuve de connaissances exceptionnelles en sciences naturelles, pour lesquelles il a démontré une prédilection particulière pendant ses années au Lycée. » Il perdra sa mère un peu avant la fin de ses études au lycée. Son père se remariera et aura un dernier enfant.

Il était de tradition chez les Alzheimer de s'intéresser à son prochain, ce qui entraîna plusieurs membres de la famille vers l'enseignement ou la prêtrise. Alois voit pour sa part dans la profession médicale une occasion de combiner son intérêt personnel pour les sciences naturelles et les contacts humains, dont il nourrira sa vie jusqu'à sa mort, à l'âge de cinquante et un ans. Bien que son frère aîné lui ait suggéré de le rejoindre dans la ville universitaire de Würzburg, Alois décide de faire le grand saut et de poursuivre ses études universitaires à Berlin.

Ainsi, il entre officiellement à la Faculté de médecine de l'Université royale Friedrich-Wilhelm à l'automne 1883.

COMPARAISON DES THÈSES DU COMPORTEMENT AU DÉBUT DU XXe SIÈCLE

Origine psychique (psychologique)	Origine somatique (biologique)
Difficulté à se concentrer	Le cœur bat plus vite
S'inquiète trop	Les mains tremblent
A d'épouvantables hallucinations	A la diarrhée
Est anxieux	A l'estomac noué
A des pensées envahissantes	Marche de long en large
Est terrifié	Se sent apathique

FIGURE 2

Les cours d'anatomie du professeur Waldeyer l'intéressent au plus haut point. Ce pathologiste de renom a publié un article scientifique percutant sur l'évolution des cancers, article qui a ébranlé les dogmes en vigueur à l'époque. Ces travaux sont d'ailleurs encore aujourd'hui à la base de certaines recherches sur la dispersion des cancers chez l'humain. Alois poursuit ses études l'année suivante dans la ville de Würzburg, où il se sent plus près de chez lui. Il y découvre l'escrime, un sport qu'il pratiquera avec beaucoup d'ardeur jusqu'au jour où il subira au visage une blessure assez grave qui lui laissera une cicatrice profonde.

C'est apparemment la raison pour laquelle Alzheimer refuse presque toujours d'être photographié du côté droit. À l'hiver 1886, Alzheimer quitte l'Université de Würzburg pour effectuer un stage de formation plus poussé à l'Université de Tübingen. À cette époque, sa haute taille (1,80 mètre) lui donne des allures de costaud et lui vaut un certain respect de la part des autres étudiants. C'est précisément à cette université, quelque vingt ans plus tard, qu'Alzheimer reviendra pour donner une conférence intrigante et historique sur une « nouvelle maladie du cortex cérébral » dans le cadre d'un congrès médical allemand.

C'est finalement en mai 1888 qu'Alzheimer est reçu avec la mention « très bien » par la Commission des examens de médecine de Würzburg. Cette même année, Sigmund Freud présente les premières notions de ce qui deviendra plus tard la psychanalyse, cette nouvelle branche de la médecine qui forge le concept de la guérison par les mots. Alzheimer, quant à lui, introduit l'usage du microscope en psychiatrie, mais il insistera fréquemment pour avoir des entretiens privés avec ses malades. C'est à ce moment que commence son grand questionnement concernant les fondements biologiques des maladies dites « mentales ».

À l'époque où Alzheimer entreprend sa carrière de médecin et de psychiatre, deux philosophies complètement différentes s'affrontent pour expliquer l'origine des maladies mentales (**figure 2**). Les membres du premier groupe, qu'on appelle les « psychistes », sont convaincus que ces maladies ont une origine purement psychique, et donc que leur traitement passe obligatoirement par la manipulation des pensées.

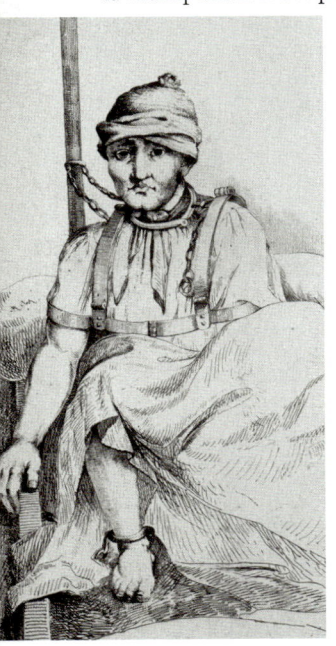

Ceux qu'on appelle les « somatiques » soutiennent plutôt que les troubles qui affectent les malades mentaux sont d'origine organique, ou biologique. À cette époque, ces deux visions diamétralement opposées sont souvent en conflit lors de réunions scientifiques ou médicales. Ainsi, les médecins qui, comme Alzheimer, s'intéressent aux changements biologiques et pathologiques chez leurs patients ont généralement mauvaise presse chez les « psychistes » comme Freud.

C'est dans ce contexte bien particulier que le jeune

Patient incarcéré à l'hôpital psychiatrique Bethlem Royal, dit Bedlam, à Londres, vers 1800

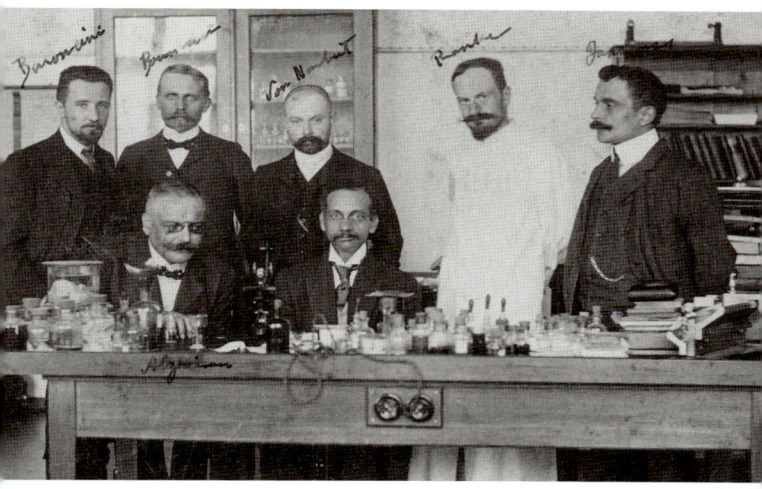

Groupe de psychiatres dont le professeur Alzheimer, assis
à gauche, à la clinique de l'Université de Munich, vers 1905

médecin Alois Alzheimer, alors âgé de vingt-quatre
ans, quitte Würzburg pour joindre l'équipe médicale de
l'hôpital psychiatrique de Francfort-sur-le-Main (Verhey,
2009[1]). Baptisé par la population locale le « château
des fous », cet hôpital psychiatrique est l'un des plus
importants complexes de ce genre en Allemagne. De
style gothique, et sans les traditionnelles murailles des
institutions psychiatriques de l'époque, il fait face à la
ville de Francfort. Un an plus tard, un jeune médecin du
nom de Franz Nissl se joindra à l'équipe d'Alzheimer. On
manque désespérément d'aide dans ce vaste complexe
qui n'accueille généralement que les cas de maladies
mentales les plus graves. À notre époque, Nissl est
reconnu comme l'un des pionniers de la microscopie

1. Pour les références complètes, voir en fin d'ouvrage « Pour en
savoir plus ».

cérébrale et l'un des plus ardents défenseurs de la thèse de l'origine biologique des maladies mentales. Les deux jeunes médecins, sous l'autorité bienveillante du Dr Emil Sioli, entreprennent de modifier complètement la façon dont les soins sont dispensés aux malades en privilégiant l'approche dite « sans contraintes » (Engstrom, 2007). L'emploi des moyens coercitifs en usage à l'époque fut progressivement mis de côté pour faire place à une liberté de mouvement élargie et responsable.

Dans les années qui suivent, Alzheimer s'intéresse tout d'abord aux psychoses d'origine biologique qui se traduisent souvent par la dégénérescence active des vaisseaux sanguins ou du cerveau. Plus tard, lorsqu'il applique ses recherches scientifiques à Munich, il s'intéresse aux psychoses dites « endogènes » telles que la schizophrénie, la maniaco-dépression et le groupe des démences dites « précoces ». Grâce à son ami et collègue Nissl, qui l'initie aux méthodes histo-pathologiques cérébrales, Alzheimer n'hésite pas à faire le pont entre les symptômes des patients qu'il côtoie au quotidien et les analyses microscopiques des cerveaux de patients décédés de ces mêmes maladies.

LA PATIENTE AUGUSTE DETER

Malgré son départ de Francfort pour Munich en 1903, Alzheimer n'a pas oublié cette étrange patiente qu'il avait rencontrée pour la première fois en novembre 1901 (Verhey, 2009). Il était alors médecin-chef à l'hôpital psychiatrique de Francfort. Son assistant, le Dr Nitsch, avait examiné une nouvelle patiente de cinquante et un ans lors de son arrivée à l'hôpital. Il avait décidé d'en parler spécifiquement à son supérieur, soupçonnant une anomalie des plus étranges. Alzheimer avait accepté d'aller voir la patiente, une rencontre qui allait bouleverser complètement le reste de sa carrière.

Dès les premiers entretiens, Alzheimer développe une profonde fascination pour la patiente, dont l'humeur oscille constamment entre la morosité et la satisfaction. Elle se rappelle bien son nom, mais oublie l'année de sa naissance. Elle est parfaitement consciente qu'elle a une fille qui habite tout près et qui s'est mariée plusieurs années auparavant à Berlin.

Toutefois, quand Alzheimer lui demande le nom de son mari, elle ne se le rappelle pas. Elle ignore dans quel hôpital elle se trouve et depuis combien de temps elle y est. C'est sur cette note surprenante que commencent les investigations d'Alzheimer, qui avait déjà vu certains patients présentant des changements similaires, bien qu'aucun n'ait rassemblé autant d'incohérences en même temps (Maurer et coll., 1997). L'examen général révèle qu'il s'agit d'une personne en bonne santé. L'examen neurologique semble normal, à quelques détails près. Les périodes de lucidité font rapidement place à des comportements incohérents et parfois même agressifs. La patiente se montre fréquemment anxieuse et parfois très méfiante.

Le cas d'Auguste Deter fascine le Dr Alzheimer. Il se souvient d'avoir observé quelques années auparavant des cas de démence qu'il avait alors qualifiés de cas de sénilité, puisque les sujets étaient beaucoup plus âgés qu'Auguste D., qui est au tout début de la cinquantaine. L'examen en 1895 d'un de ces patients avait révélé une perte importante de cellules neuronales dans le

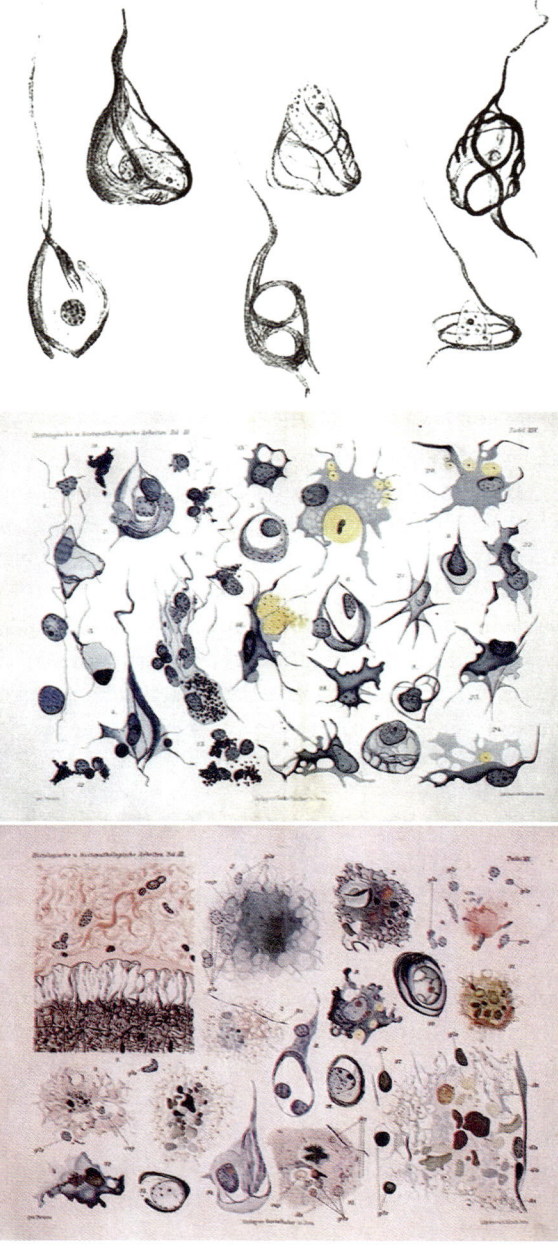

cerveau et les ganglions, et cela en l'absence complète de blocage de vaisseaux sanguins cérébraux. Les notes du médecin révèlent qu'il suspectait à l'époque une faiblesse héréditaire du système nerveux central à l'origine de la réduction des cellules du cerveau.

Le mari d'Auguste Deter avait indiqué aux médecins qu'elle avait toujours joui d'une très bonne santé et qu'elle n'avait jamais souffert de maladies infectieuses graves. Elle ne buvait pas et il la considérait comme très travailleuse. Il avait souligné que, jusqu'en 1901, sa femme n'avait jamais démontré de symptômes particuliers. Puis, soudainement, à l'automne, elle avait commencé à manifester des pertes de mémoire et utilisait fréquemment le mensonge pour couvrir certaines de ses « absences » (Maurer et coll., 1997). Quelques semaines plus tard, elle avait éprouvé de la difficulté à préparer les repas et s'était parfois mise à errer sans raison dans l'appartement. Peu avant son hospitalisation, elle s'était mise à dissimuler toutes sortes d'objets, plongeant l'appartement dans un grand désordre que son époux ne comprenait absolument pas.

Le traitement de choix prescrit par Alzheimer à l'époque consiste à... prendre des bains tièdes. Il obtient des résultats encourageants en recommandant un repos l'après-midi et un repas léger le soir. Le thé et le café sont interdits. Des somnifères ne sont administrés qu'en cas de force majeure. Mais un an après son hospitalisation, Auguste Deter devient perpétuellement agitée et très anxieuse. La nuit, elle quitte fréquemment son lit et

aut et centre) Enchevêtrements neurofibrillaires provenant du cerveau
Auguste Deter et dessinés par le professeur Alzheimer
as) Plaques provenant du cerveau d'Auguste Deter

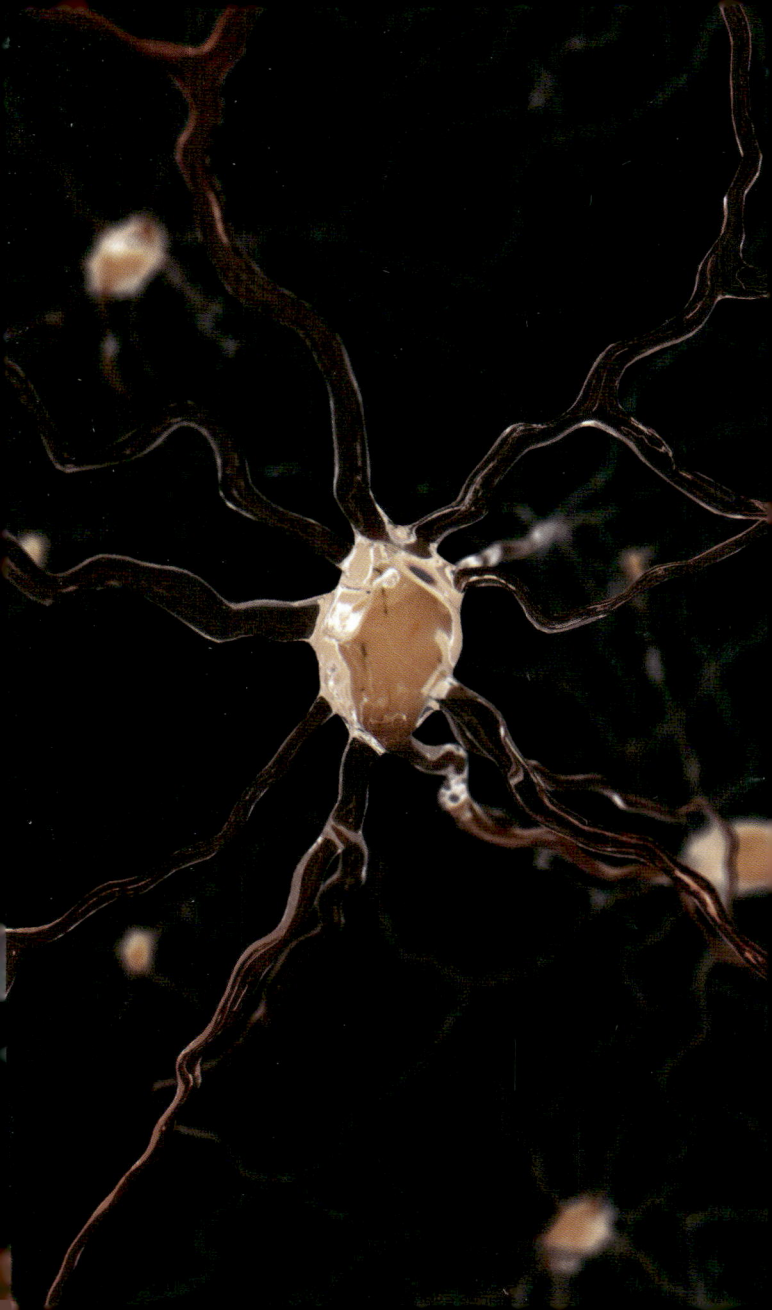

perturbe les autres malades. La communication avec la patiente devient extrêmement difficile et peu fructueuse. Dans la dernière note au dossier écrite par Alzheimer lui-même, il signale que la patiente est devenue violente lorsqu'on tente de l'ausculter. Elle crie sans raison et ne mange presque plus.

Les étapes de la maladie telles qu'elles sont décrites ici par le Dr Alzheimer sont assez typiques de l'évolution courante des sujets atteints de la maladie qui porte aujourd'hui son nom. À l'époque, la gestion des symptômes de la patiente est difficile, pour ne pas dire naïve, à certains points de vue. Heureusement, la situation a grandement évolué depuis ce temps. Les traitements variés qui s'offrent aux personnes atteintes aujourd'hui permettent une meilleure prise en charge des symptômes de même que des problèmes de comportement qui surviennent plus tard dans la maladie. Nous en rediscuterons plus en détail dans les chapitres ultérieurs de cet ouvrage.

C'est en avril 1906 qu'Alzheimer apprend le décès d'Auguste Deter, la veille, à Francfort. Il demande aussitôt à son ancien mentor, le Dr Emil Sioli, de lui faire parvenir le dossier médical de la patiente et, si possible... le cerveau de cette dernière.

Il obtient l'assentiment du directeur. En révisant le dossier de la patiente, il découvre qu'elle est décédée d'une pneumonie grave. Sa maladie (celle qui est à l'étude) aura duré presque cinq ans. Le professeur Alzheimer se mettra alors au travail et préparera le cerveau de feue Auguste Deter pour une analyse exhaustive au microscope des

rones reliés par des synapses, modélisation

différentes régions de son cerveau.

Il y découvrira une atrophie marquée des lobes cérébraux, une perte prononcée des cellules neuronales dans plusieurs sous-régions du cerveau, de même que la présence d'une pathologie fibrillaire curieuse à l'intérieur des cellules neuronales. Il rapporte également la présence d'énormes cellules gliales (ou cellules nourricières) fibreuses et de nombreux dépôts biologiques qui ressemblent à des plaques sphériques (appelées communément plaques séniles) présentes partout dans le cerveau de la patiente, de même que dans les vaisseaux sanguins cérébraux (Goedert et Ghetti, 2007). L'ensemble de ces changements rappelle à Alzheimer

COUPE TRANSVERSALE DU CERVEAU MONTRANT LES CELLULES GLIALES

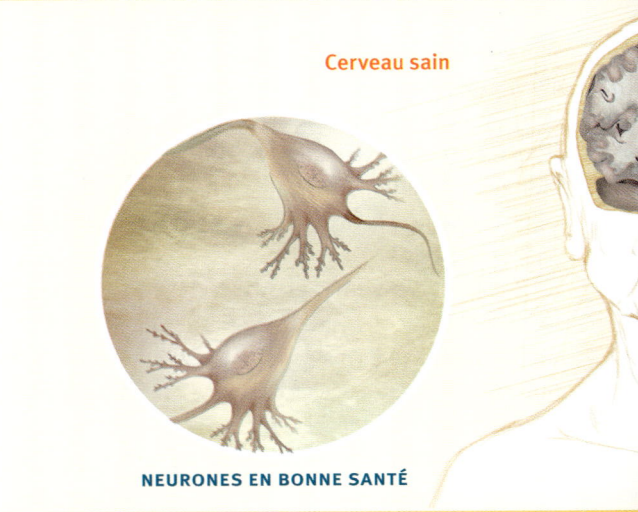

Cerveau sain

NEURONES EN BONNE SANTÉ

FIGURE 3

et à ses collègues les caractéristiques pathologiques d'une autre maladie, appelée *Dementia senilis* (ou la démence sénile) et observée couramment chez les gens très âgés.

C'est donc solidement appuyé sur des observations cliniques et pathologiques rigoureuses qu'Alzheimer se présente au 37ᵉ Congrès des médecins psychiatriques du sud-ouest de l'Allemagne, le 3 novembre 1906, afin de présenter le cas d'Auguste D. à la communauté scientifique germanique. Une fois la présentation d'Alzheimer terminée, le président de la séance ouvre la période des questions. Étonnamment, aucune question n'est posée à Alzheimer au sujet de sa présentation ou de sa patiente.

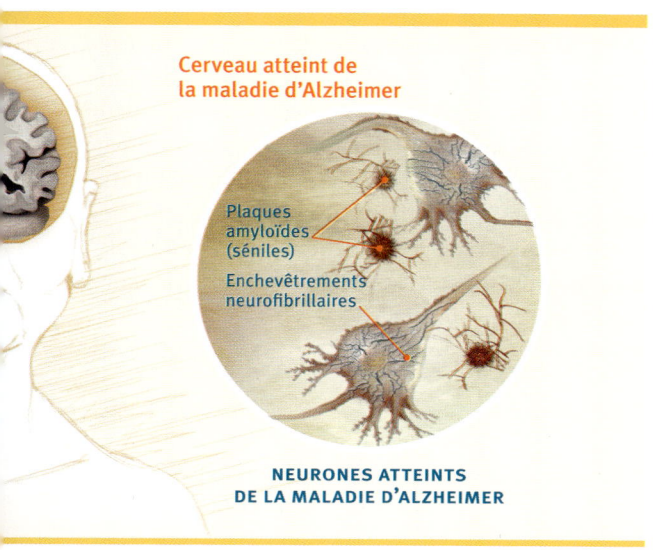

Cerveau atteint de la maladie d'Alzheimer

Plaques amyloïdes (séniles)

Enchevêtrements neurofibrillaires

NEURONES ATTEINTS DE LA MALADIE D'ALZHEIMER

Il quitte le congrès de Tübingen déçu.

Toutefois, un an plus tard, la situation se renverse. Trois patients souffrant du même mal se présentent à l'hôpital dans le courant de l'année. Les analyses cliniques et biologiques des trois nouveaux cas confirment la justesse des travaux précédents d'Alzheimer sur la maladie d'Auguste Deter (Maurer et coll., 1997). Il existe bien une maladie neurodégénérative progressive qui endommage les tissus cérébraux et qui cause l'apparition des marqueurs pathologiques décrits précédemment, et ensuite les symptômes si caractéristiques de cette maladie. Ce n'est toutefois qu'en 1909 que les détails pathologiques et cliniques des quatre patients sont formellement publiés dans une revue médicale allemande, et en 1910 on parlera pour la première fois de la « maladie d'Alzheimer ».

Sa renommée scientifique dépasse les frontières de l'Allemagne et son travail lui vaut une notoriété internationale. La notion de « maladie d'Alzheimer » étant identifiée de son vivant, il peut jouir de la reconnaissance de ses pairs malgré le manque d'intérêt initial des médecins qui avaient assisté à sa présentation scientifique en 1906. Alois Alzheimer décède à Breslau le 19 décembre 1915, à l'âge de cinquante et un an, après une longue maladie rénale.

En résumé

Le professeur Alois Alzheimer : un homme de science et de cœur

Psychiatre allemand né à Marktbreit en 1864, Alois Alzheimer observe en 1901 les symptômes d'une nouvelle maladie chez la patiente Auguste Deter, qui mourut en 1906.
Cette maladie, qui allait porter son nom, fut décrite dans la littérature scientifique pour la première fois en 1910. Elle est caractérisée par la présence de troubles graves de la mémoire, d'une détérioration progressive du jugement et de problèmes de comportement.

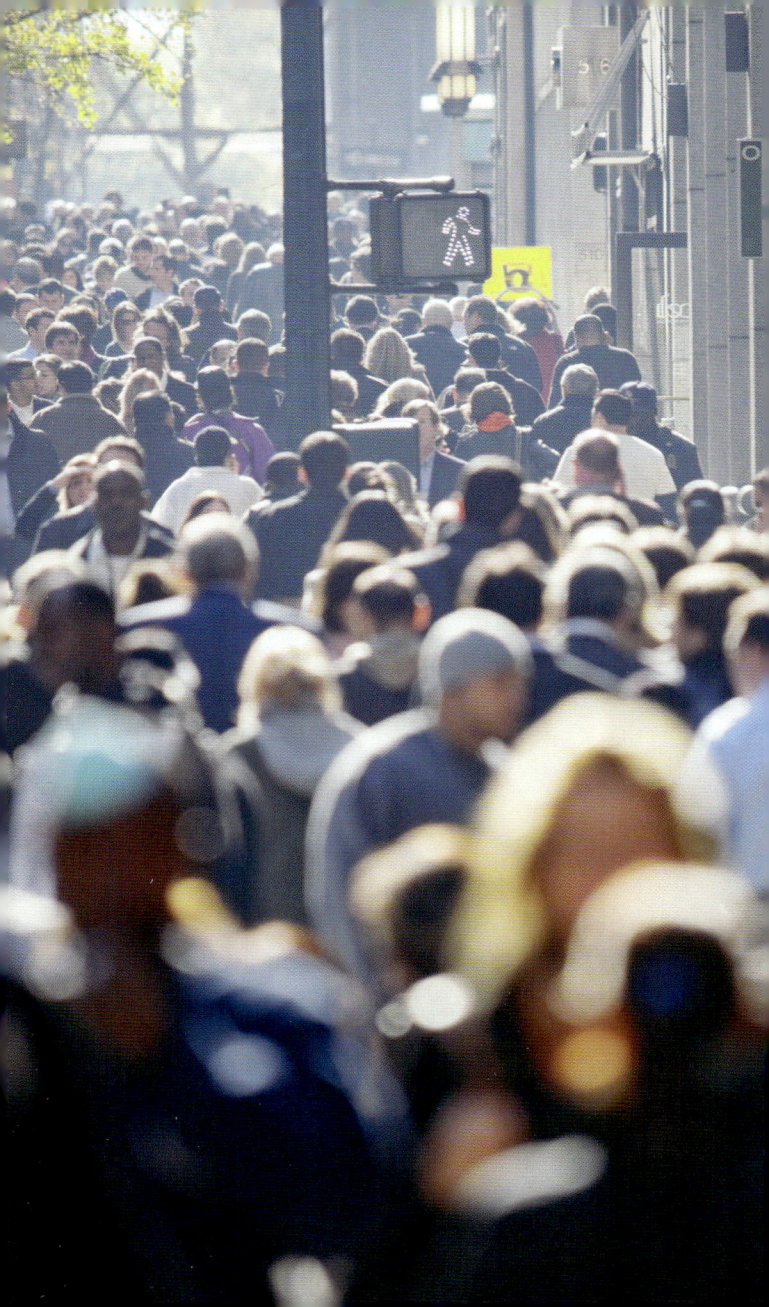

CHAPITRE 2

Une maladie aux allures d'épidémie

Depuis environ une dizaine d'années, il est devenu évident que le nombre de patients atteints de la maladie d'Alzheimer va en augmentant, de façon très marquée. Pour bien comprendre la situation, il faut examiner l'espérance de vie chez l'humain au cours des deux derniers millénaires.

La **figure 4** illustre la courbe d'évolution de l'espérance de vie chez les humains depuis le début de l'ère chrétienne, il y a plus de deux mille ans. On note que déjà au temps de Ponce Pilate et de Jésus, l'espérance de vie moyenne atteint à peine la trentaine (Wilmoth, 2000) – ce qui fait paradoxalement de Jésus un membre plutôt actif du troisième âge de l'époque. Il faudra attendre plus de mille huit cents ans pour voir une légère augmentation de l'espérance de vie en Europe. Par contre, entre les années 1800 et 2000, nous notons un accroissement significatif de l'espérance de vie, qui double presque en moins de deux cents ans (Wilmoth, 2000, fig. 1).

Cette explosion du nombre de personnes âgées s'explique principalement par la découverte des antibiotiques et des vaccins, par l'amélioration générale de l'hygiène et par une meilleure alimentation, surtout au siècle dernier.

Comme l'âge (ou le vieillissement, à proprement parler) est considéré aujourd'hui comme le principal facteur de risque concerné dans la maladie d'Alzheimer (Gauthier, 2007), il va de soi que l'augmentation de l'espérance de vie a eu comme conséquence directe de révéler la prévalence de cette terrible maladie, particulièrement

ESPÉRANCE DE VIE AU FIL DES SIÈCLES

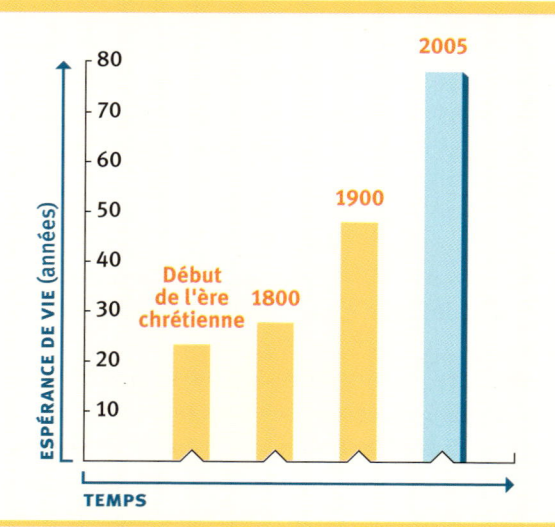

FIGURE 4   Sources : www.alz.org, Statistiques Canada, Dr Judes Poirier

dans nos sociétés occidentales. Parallèlement, les scientifiques ont noté que la proportion de femmes susceptibles de développer la maladie a augmenté de façon très significative au cours de la seconde moitié du xxe siècle. Aujourd'hui, environ les deux tiers des patients souffrant de la maladie d'Alzheimer sont des femmes. Nous examinerons un peu plus loin les explications sous-jacentes à cette situation quelque peu surprenante.

La **figure 5** illustre la répartition des deux sexes parmi les personnes souffrant des maladies chroniques les plus fréquentes en Occident. On y note que ce sont surtout les hommes (environ les deux tiers des patients) qui sont atteints de maladies cardiaques, de cancer et de diabète,

PROPORTION DES MALADIES CHRONIQUES LES PLUS COMMUNES EN FONCTION DU SEXE

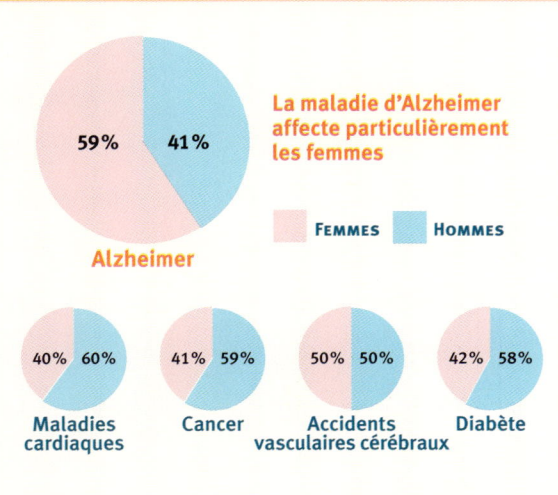

FIGURE 5

alors que ce sont surtout les femmes (environ les deux tiers des patients) qui sont affectées par les démences de type Alzheimer.

Selon les données les plus récentes de l'Organisation mondiale de la santé (OMS), il y aurait un nouveau cas d'Alzheimer toutes les sept secondes à l'échelle mondiale. En Amérique du Nord, on estime à plus de 5,8 millions le nombre de patients atteints de la maladie d'Alzheimer (Alzheimer Disease International, 2010). En Europe, la proportion de personnes âgées atteintes de la maladie d'Alzheimer excéderait les 6 millions de cas, avec l'Allemagne, l'Italie et la France en tête de liste, cette dernière faisant état de plus de 900 000 cas aujourd'hui. Des

PRÉVALENCE DE LA MALADIE D'ALZHEIMER EN OCCIDENT

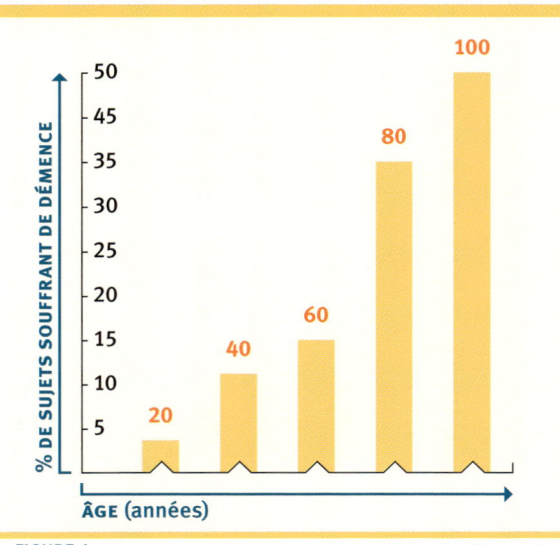

FIGURE 6   Source : Gauthier, 2006

recherches récentes du côté de l'Asie indiquent qu'il y aurait plus de 6 millions de cas en Chine seulement. La **figure 6** illustre les analyses statistiques les plus récentes concernant l'Occident, et la **figure 7** montre les projections les plus prudentes élaborées à partir des données nord-américaines quant à la progression du nombre de cas jusqu'en 2050.

Des résultats similaires ont été obtenus dans les vingt-cinq États européens les plus peuplés (www.alzheimer-europe.org). Comme on peut le voir, l'augmentation prévue sur la base des données les plus récentes concernant le groupe des baby-boomers laisse donc à penser que l'augmentation de la prévalence de la maladie d'Alzheimer au cours des quarante prochaines années approchera des taux quasi épidémiques. Il va par

PRÉVALENCE PROJETÉE EN AMÉRIQUE DU NORD DE LA MALADIE D'ALZHEIMER AU COURS DE LA PROCHAINE GÉNÉRATION

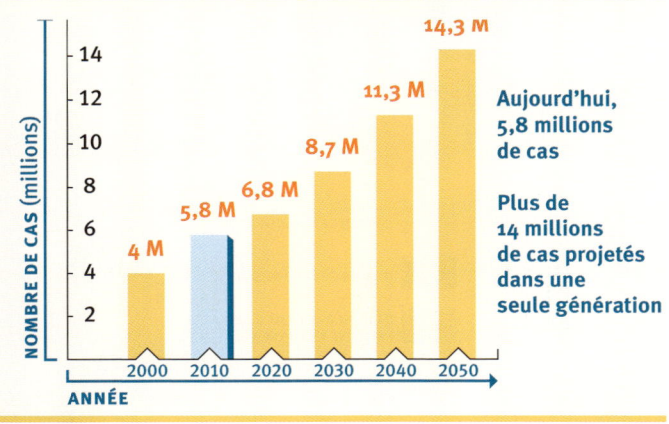

FIGURE 7

Source : www.alz.org

ailleurs de soi que, parallèlement à cette recrudescence très marquée de la maladie à travers le monde, des coûts importants sont aussi à prévoir dans les années à venir dans le secteur de la santé.

Ainsi, on a déterminé que les coûts annuels directs et indirects associés à la maladie d'Alzheimer en Amérique du Nord (Canada et États-Unis) excèdent aujourd'hui les 150 milliards de dollars (www.alz.org), ce qui en fait l'un des fardeaux les plus importants des systèmes de santé de ces deux pays. Les prévisions pour l'année 2015, selon une étude récente, sont de l'ordre de 195 milliards de dollars. En Europe, on estime les coûts directs liés à cette maladie à 52 milliards d'euros par année ; et cela exclut les pertes

LA GRANDE FAMILLE DES DÉMENCES ET SES SOUS-GROUPES MAJEURS

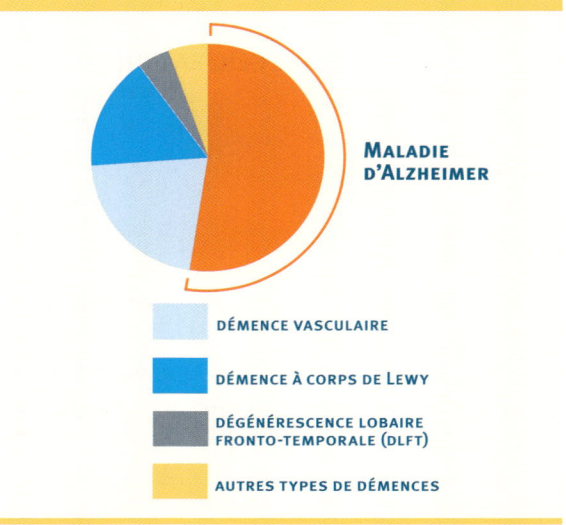

MALADIE
D'ALZHEIMER

DÉMENCE VASCULAIRE

DÉMENCE À CORPS DE LEWY

DÉGÉNÉRESCENCE LOBAIRE
FRONTO-TEMPORALE (DLFT)

AUTRES TYPES DE DÉMENCES

FIGURE 8

de productivité et l'impact économique que la maladie impose aux aidants naturels (pour les coûts indirects, voir au www.alzheimer-europe.org). Dans ce contexte, on peut facilement imaginer à quel point, compte tenu de l'accroissement démesuré du nombre de cas à venir, la maladie entraînera des dépenses importantes et pèsera ainsi lourdement sur nos systèmes de santé respectifs.

Plusieurs facteurs expliquent l'explosion des coûts directs et indirects de la maladie d'Alzheimer, particulièrement dans les pays occidentaux. Le prix des médicaments, bien qu'élevé, ne représente qu'environ 20 % des coûts directs annuels associés à la maladie d'Alzheimer. Ce sont plutôt les frais indirects liés aux services de soins de longue durée qui sont un fardeau, puisqu'ils sont beaucoup plus importants pour un patient Alzheimer que pour les patients atteints d'autres pathologies. La raison en est fort simple : on estime qu'un patient de type Alzheimer demeure en moyenne sept fois plus longtemps en institution de soins prolongés, comparativement à un patient souffrant d'atteintes neurologiques non liées à des déficits de mémoire.

Parmi les autres facteurs indirects qui sont liés à la maladie d'Alzheimer, on doit compter les journées de travail manquées, que ce soit par un aidant naturel proche du patient ou par le conjoint, qui doit demeurer disponible afin d'aider le patient et de veiller à une partie importante de ses besoins personnels. Il faut bien comprendre que, puisque environ 70 % des gens qui souffrent de la maladie d'Alzheimer vivent à la maison, l'impact de la maladie va bien au-delà de l'individu et affecte souvent les membres de sa famille proche, ses amis et même les personnes responsables de lui prodiguer des soins quotidiens.

Pendant de nombreuses années, les maladies les plus craintes par la population en général étaient respectivement le cancer, les maladies cardiaques, les accidents vasculaires cérébraux (AVC) et le diabète. Or, la situation semble avoir changé de manière très significative au cours de la dernière décennie, comme l'indique un sondage récent effectué aux États-Unis qui démontre que la maladie d'Alzheimer est maintenant au deuxième rang des maladies les plus craintes du grand public (voir **figure 9**). Par contre, lorsque les personnes interrogées ont plus de cinquante-cinq ans, la maladie d'Alzheimer supplante le cancer et inquiète

TAUX D'INQUIÉTUDE DE LA POPULATION NORD-AMÉRICAINE FACE AUX PRINCIPALES MALADIES

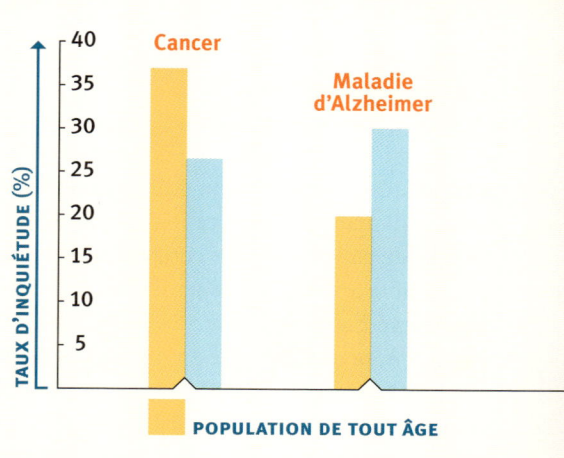

FIGURE 9

sérieusement ce groupe d'âge en forte croissance depuis de nombreuses années (www.alz.org).

De façon plus générale, la maladie d'Alzheimer fait partie de la grande famille des démences. Le terme médical « démence » fait référence à une perte progressive de la mémoire, de même que de certaines des capacités intellectuelles, et cela au point d'interférer avec les activités de la vie quotidienne.

Dans la grande famille des démences, la maladie d'Alzheimer représente plus de 60 à 70 % des cas connus et diagnostiqués en clinique médicale. Il existe un certain nombre de maladies différentes qui sont aussi liées à la perte de mémoire, à la confusion et aux autres symptômes habituellement attribués à la démence.

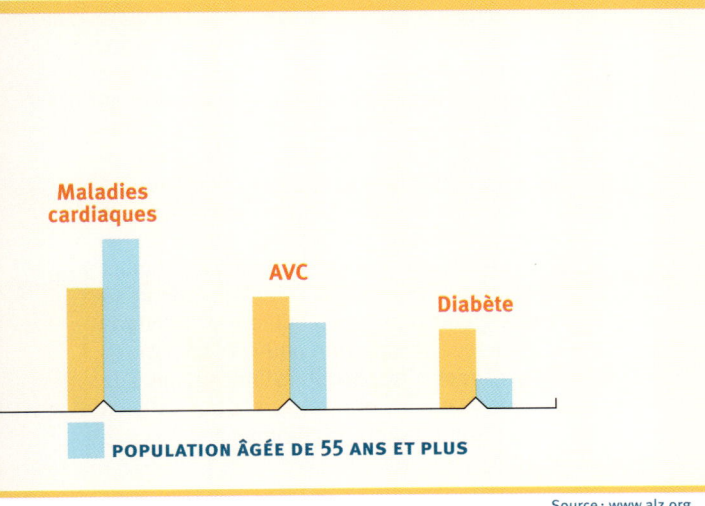

Maladies cardiaques

AVC

Diabète

POPULATION ÂGÉE DE 55 ANS ET PLUS

Source : www.alz.org

Les principales maladies connues incluent les démences dites « vasculaires » (anciennement appelées démences avec accidents vasculaires cérébraux), caractérisées par une perturbation du flot sanguin à l'intérieur du cerveau ; la démence dite « mixte », qui combine maladie d'Alzheimer et démence vasculaire ; la démence « parkinsonienne », dont une partie des symptômes s'apparentent à ceux de la maladie de Parkinson ; et finalement, la démence à « corps de Lewy », qui est fortement associée à des déficits de l'attention, à des hallucinations, de même qu'à une certaine rigidité musculaire qui s'apparente beaucoup à celle qui est observée dans la maladie de Parkinson.

La maladie d'Alzheimer en chiffres

L'espérance de vie a presque triplé en deux mille ans et presque doublé en deux cents ans. À l'instar des autres maladies chroniques, la démence frappe deux femmes pour un homme. La proportion de gens souffrant de la maladie d'Alzheimer augmente de 6 à 8 % chez les soixante-cinq ans à plus de 40 % chez les gens âgés de quatre-vingts ans et plus. La maladie d'Alzheimer est devenue, en importance, la deuxième maladie génératrice d'inquiétude chez les gens âgés de cinquante-cinq ans et plus. Le nombre de personnes atteintes va doubler d'ici une génération, atteignant plus de 80 millions d'individus dans le monde, à raison d'un nouveau cas toutes les sept secondes. En 2010, on estime que plus de 600 milliards de dollars sont consacrés aux patients atteints de la maladie d'Alzheimer à travers le monde.

En résumé

Une maladie aux allures d'épidémie

Si nous tenons compte de l'évolution démographique qui caractérise les sociétés occidentales d'aujourd'hui, il est clair que, malgré les dépenses faramineuses qui sont consacrées collectivement et individuellement à la maladie d'Alzheimer, avec l'arrivée massive de la cohorte des baby-boomers dans la fourchette d'âge vulnérable (60-70 ans), nous ne voyons actuellement que la partie visible d'un iceberg sur lequel le monde entier s'abîmera dans moins d'une génération si rien n'est fait dans le domaine de la recherche scientifique. Heureusement, il y a eu d'importantes avancées dans la compréhension biologique de cette maladie, de même que dans la prise en charge thérapeutique, avancées qui ont permis la découverte, entre autres, de médicaments symptomatiques efficaces, sans toutefois permettre de guérir la maladie. Un changement de cap s'impose et des investissements importants en recherche sont revendiqués depuis quelques années, tant en Europe qu'aux États-Unis, pour accélérer de façon significative la vitesse de croisière des grands et des petits centres de recherche dédiés aux démences et à leur prévention.

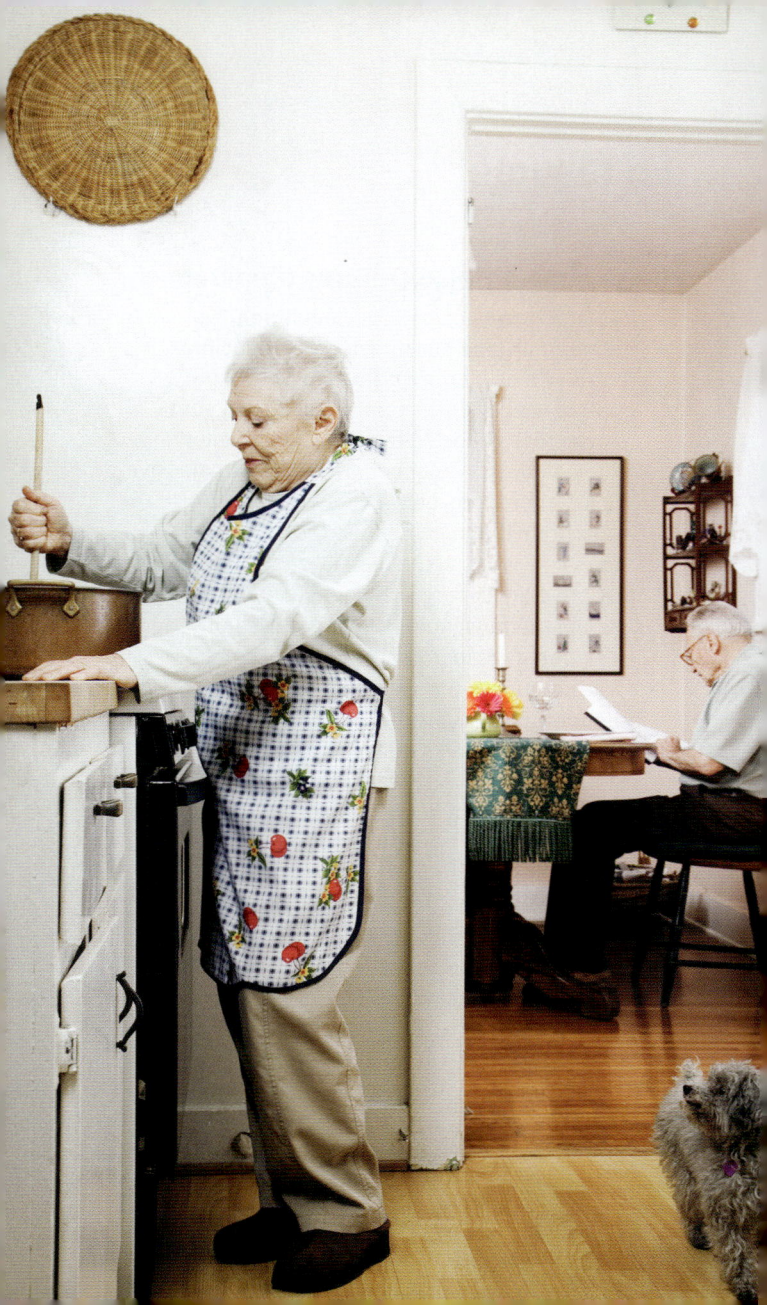

CHAPITRE 3

Le diagnostic de la maladie d'Alzheimer

Ce chapitre explique comment le diagnostic de la maladie d'Alzheimer est habituellement posé. Il inclut également une description des nouveaux tests diagnostiques en développement qui pourraient permettre un dépistage précoce.

LES PREMIERS SYMPTÔMES DE LA MALADIE D'ALZHEIMER

La majorité des personnes atteintes de la maladie d'Alzheimer se plaignent de leur mémoire pendant plusieurs mois ou années avant que leurs oublis dérangent de façon significative leur vie professionnelle et sociale. Par exemple, des objets sont perdus, des rendez-vous sont manqués, des factures sont payées en retard ou en double, la gazinière reste allumée... Certaines personnes minimisent ces difficultés, d'autres s'en

ACTIVITÉS DE LA VIE QUOTIDIENNE ENTRAVÉES PAR LA MALADIE D'ALZHEIMER

- Préparer des repas
- Téléphoner
- Faire une sortie
- Gérer ses finances et sa correspondance
- Prendre ses médicaments de façon appropriée
- Participer à des activités de loisir et accomplir des tâches domestiques
- Faire sa toilette
- S'habiller
- Manger
- Être continent

FIGURE 10   Source : Gélinas et coll., 1999

inquiètent beaucoup. La majorité des gens dont la mémoire vacille n'ont pas la maladie d'Alzheimer, mais ces oublis occasionnels peuvent révéler un risque pour plus tard (voir le chapitre 7 sur la prévention). Pour qu'il y ait diagnostic de la maladie d'Alzheimer, il faut qu'en plus de la perte de mémoire il y ait un déclin dans un autre domaine intellectuel, habituellement le langage et (ou) le jugement et la prise de décision. La combinaison d'un déclin de la mémoire récente, de changements dans un autre domaine intellectuel, ainsi que d'une détérioration dans la pratique des activités de la vie de tous les jours constitue une démence dont la cause est à déterminer : maladie d'Alzheimer, thromboses cérébrales, maladie de Parkinson ou une combinaison des trois.

Le médecin consulté doit poser à la personne, avec l'aide de la famille, d'un ami ou d'un voisin, des questions sur ses activités habituelles de la vie quotidienne. Ces questions seront différentes pour un homme ou une femme, une personne au travail ou à la retraite, ou encore une personne plus jeune ou plus âgée. La **figure 10** donne la liste des activités quotidiennes qui sont touchées par

TROUBLES DU COMPORTEMENT DANS LA MALADIE D'ALZHEIMER PAR ORDRE DE FRÉQUENCE

- Apathie
- Agitation
- Comportements moteurs
- Comportements aberrants (durant la nuit)
- Dépression
- Modifications de l'appétit
- Anxiété
- Irritabilité
- Fausses croyances
- Désinhibition
- Hallucinations
- Euphorie

FIGURE 11 Source : Cummings et coll., 1997

CRITÈRES PERMETTANT D'ÉTABLIR LE DIAGNOSTIC DE MALADIE D'ALZHEIMER «PROBABLE»

- Déclin cognitif
- Atteinte fonctionnelle
- Absence de toute autre maladie du cerveau ou systémique pouvant expliquer les symptômes

FIGURE 12 Source : McKhann et coll., 1984, rév. en 2011

la maladie d'Alzheimer au fil de son évolution. Cette liste est basée sur l'échelle fonctionnelle de la démence (*Disability Assessment for Dementia*, ou DAD) développée par l'équipe de Louise Gauthier à Montréal. Une recherche effectuée en France par l'équipe du Dr François Dartigues a démontré que les quatre activités les plus fréquemment compromises au tout début de la maladie d'Alzheimer sont l'usage sécuritaire des médicaments, l'emploi efficace des transports, l'utilisation régulière du téléphone ou d'un autre moyen de communication et la gestion responsable de ses finances. Le retrait social est souvent une conséquence des difficultés à utiliser les transports et à communiquer couplées à l'apathie, qui est le premier et le plus fréquent des symptômes comportementaux associés à la maladie d'Alzheimer. La **figure 11** donne la liste des comportements rencontrés aux divers stades de la maladie d'Alzheimer, par ordre de fréquence. Cette liste est basée sur l'inventaire neuropsychiatrique (*Neuro-psychiatric Inventory* ou NPI) développé par le Dr Jeffrey Cummings à Los Angeles.

Des variations sont possibles dans la présentation clinique de la maladie d'Alzheimer : chercher beaucoup ses mots (aphasie), avoir des idées fausses sur les personnes ou se croire surveillé (paranoïa), démontrer un comportement social désinhibé… Ces variations influencent le degré de certitude quant à la cause des symptômes. La précision du diagnostic de la maladie d'Alzheimer est de 85 à 90 % lorsque la présentation est classique (maladie d'Alzheimer « probable », diagnostic basé sur les critères élaborés par McKhann et ses collègues, et résumés dans la **figure 12**).

Il est important de vérifier l'histoire médicale dans son ensemble pour voir s'il y a des facteurs contribuant aux troubles de la mémoire, en particulier une dépression, un abus de médicaments tranquillisants, une apnée du sommeil, la surdité et la perte de la vision.

Histoire de cas typique de l'apparition de la maladie d'Alzheimer

Mme Dupuis est âgée de quatre-vingt-deux ans. Elle vit seule depuis le décès de son mari, il y a dix ans. Sa fille a remarqué que sa mère téléphone moins souvent et qu'elle a cessé d'aller à la chorale, ce qu'elle aimait pourtant beaucoup. Des factures non payées s'accumulent dans un tiroir. Le réfrigérateur contient de la nourriture périmée. Lors d'une visite de sa fille, qui lui faisait part de son inquiétude, Mme Dupuis s'est fâchée. Elle a accusé la voisine, qui lui aurait volé un bijou qu'elle ne retrouve plus.

QUELS SONT LES TESTS POUR UNE PERSONNE SUSCEPTIBLE D'AVOIR LA MALADIE D'ALZHEIMER ?

Le médecin ou un membre de son équipe fait des tests cognitifs simples comme le *Mini Mental State Examination* (MMSE) élaboré par le Dr Barry Reisberg, à New York, qui ne donne pas le diagnostic en soi, mais qui mesure certains aspects du fonctionnement intellectuel de la personne : l'orientation par rapport au temps et à l'espace, la capacité de se rappeler trois mots, épeler, lire, écrire, copier un dessin. Le résultat, exprimé sur 30 points, peut être influencé par le degré de scolarisation et de nervosité.

Quand ce test est normal (> 26/30), il est maintenant habituel de faire passer le *Montreal Cognitive Assessment* (MoCA) établi par le Dr Ziad Nasreddine, qui examine plus en profondeur les capacités intellectuelles dites « exécutives » et comporte la réalisation du dessin d'une horloge et la vérification de la capacité de se rappeler en différé cinq mots (la pondération est également sur 30 points). Des exemples d'horloges où il fallait indiquer 11 h 10 sont illustrés à la page 52.

Si ces tests sont normaux, mais que les plaintes mnésiques sont potentiellement dérangeantes de façon significative pour le travail de la personne, une évaluation neuropsychologique faite par un ou une psychologue peut être demandée pour explorer en profondeur la mémoire, le langage et les habiletés à prendre des décisions ou à s'adapter à des situations nouvelles.

Un bilan de santé général est alors fait avec une prise de sang pour vérifier s'il y a une anémie, un problème de la thyroïde, du foie ou des reins, ou encore un manque de vitamines, surtout la B12. Il n'y a pas actuellement

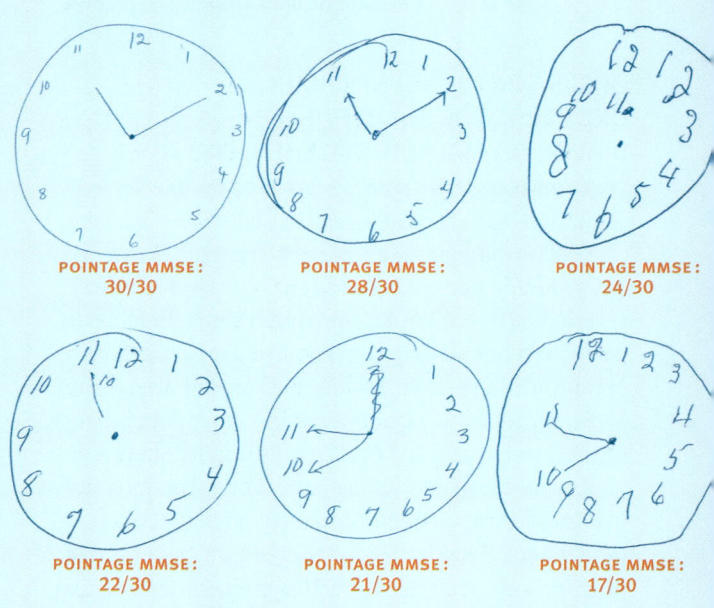

POINTAGE MMSE :
30/30

POINTAGE MMSE :
28/30

POINTAGE MMSE :
24/30

POINTAGE MMSE :
22/30

POINTAGE MMSE :
21/30

POINTAGE MMSE :
17/30

Exemples d'horloges dessinées respectivement par une personne sans maladie d'Alzheimer et par des personnes à différents stades d'atteinte cognitive, selon le pointage au test MMSE

de test génétique de routine pour le diagnostic de la maladie d'Alzheimer.

Un scan du cerveau sans colorant (tomographie calculée par ordinateur ou *CT scan*, ou tomographie axiale calculée par ordinateur [TACO]) est fait le plus souvent pour s'assurer qu'il n'y a pas de tumeur, trop de liquide dans les ventricules ou d'hématome sous-dural (très rare), ou de petites thromboses cérébrales (assez fréquentes).

Le diagnostic différentiel de maladie d'Alzheimer tiendra compte de l'ensemble des symptômes et des anomalies trouvées au cours de l'investigation. Il est fréquent que la maladie d'Alzheimer soit associée à de l'athérosclérose au cerveau ou à un faible taux de vitamine B12 dans le sang. Cela ne change pas le diagnostic principal, c'est-à-dire la maladie d'Alzheimer. Une dépression légère peut coexister, surtout au début de la maladie.

CE QUE LE MÉDECIN DIT AU PATIENT DIAGNOSTIQUÉ

Il est habituel d'avertir le plus tôt possible une personne de confiance (le conjoint ou un enfant) de la possibilité d'une maladie d'Alzheimer. Le patient sera prévenu qu'il y a un problème médical réel et sera félicité d'être venu aussi tôt, ce qui permettra de traiter rapidement le problème de mémoire, et possiblement de prévenir des complications. Les mots « démences » et « Alzheimer » sont évités, à moins que la patiente ou le patient ne pose une question très spécifique. Dans ce cas, une réponse honnête est donnée, sauf s'il y a un risque de réaction catastrophique. Un rapport de confiance entre le médecin et le patient est préférable à un lien empreint de secrets, car des décisions doivent être prises assez rapidement pour choisir devant un notaire ou un avocat un mandataire (appelé en France « personne de confiance ») en cas d'inaptitude à qui on donnera également une procuration générale.

La sécurité financière, les capacités ou non de conduire une voiture ou de se déplacer seul dans les transports publics et l'utilisation d'équipements de cuisine doivent toutes être évaluées. Une grille d'évaluation de la sécurité a été développée par l'équipe du Dr Louise Poulin de Courval (voir **figure 13**) pour faciliter cette évaluation, qui peut aider à déterminer si la personne a besoin de supervision à domicile.

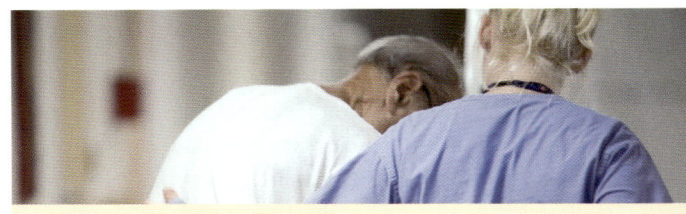

Un exemple d'évaluation par un médecin de famille

Mme Dupuis accepte d'aller chez le médecin pour que sa fille lui «fiche la paix». Après avoir passé en revue les symptômes, l'histoire familiale est étudiée : sa mère était confuse dans les dernières années de sa vie et est morte à quatre-vingt-douze ans. Il n'y a pas de dépression évidente. Elle ne prend pas de médicaments, sauf des suppléments de calcium. Son test MMSE de 19 sur 30 est anormal pour une personne qui a sept ans de scolarité. Elle s'est trompée pour le jour, la date, le mois, l'année, la ville, le pays, le nom de l'endroit et l'étage, elle a oublié deux mots sur trois, et n'a pu copier le dessin de deux pentagones qui se chevauchent. De plus, elle n'a pu dessiner une horloge indiquant 11 h 10. Son bilan sanguin est normal, excepté le niveau de vitamine B12, à la limite inférieure de la normale. Son scan cérébral montre une atrophie normale pour son âge et quelques changements ischémiques autour des ventricules (voir **figure 14**). Le test MMSE est refait deux mois plus tard, et le résultat est maintenant de 18 sur 30.

Exemple de la façon adéquate de parler au patient des résultats de ses tests

Mme Dupuis veut savoir ce qui lui arrive.
— Est-ce la même maladie que celle que ma mère a eue ? demande-t-elle.
— C'est possible, dit le médecin. Vos pertes de mémoire sont dues au vieillissement du cerveau, car il n'y a pas de signes de thrombose cérébrale au scan. À part un niveau de vitamine B12 un peu bas, vous avez une bonne santé générale. Accepteriez-vous qu'une ergothérapeute du CLSC aille faire une visite chez vous pour vérifier si tout y est sécuritaire ?

EST-IL NÉCESSAIRE
DE CONSULTER UN SPÉCIALISTE ?

Les médecins de famille ont été formés pour faire le diagnostic de la maladie d'Alzheimer et en assumer la prise en charge. Il est recommandé de vérifier le diagnostic en consultant un spécialiste – neurologue, gérontopsychiatre ou gériatre – si la personne atteinte est jeune au début de la maladie (moins de soixante-cinq ans), s'il y a incertitude quant au diagnostic, s'il n'y a pas de réponse significative au traitement habituel, ou si le malade souhaite participer à la recherche.

Le spécialiste refera l'histoire médicale, l'examen physique, s'assurera que les prises de sang et le scan cérébral ont été faits. Dans certains cas, des scans supplémentaires du cerveau seront demandés : 1) un test d'imagerie par résonance magnétique (IRM) pour voir s'il y a de l'atrophie généralisée ou focale, s'il y a de petits infarctus dans certaines régions dites « stratégiques » pour la mémoire telles que le thalamus ou la tête du noyau caudé, et 2) une tomographie à émission de positons avec fluorodéoxyglucose (TEP-FDG) pour voir si ce sucre radioactif est utilisé de façon homogène dans les différentes régions du cerveau.

GRILLE D'ÉVALUATION DE LA SÉCURITÉ

- Aidant naturel et environnement
- Usage du tabac
- Feu et brûlures
- Nutrition
- Intoxication alimentaire et substances toxiques
- Médication et problèmes de santé
- Errance et adaptation aux changements de température

FIGURE 13   Source : Poulin de Courval et coll., 2006

EXEMPLE D'IMAGERIE CÉRÉBRALE

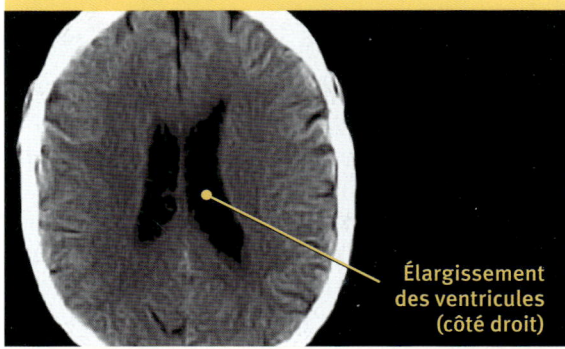

Élargissement
des ventricules
(côté droit)

Tomographie calculée par ordinateur (*CT scan*) typique d'une personne atteinte de la maladie d'Alzheimer (au début)

avec atrophie globale légère et quelques changements ischémiques autour des ventricules latéraux

FIGURE 14

Une IRM en présence de la maladie d'Alzheimer montre une atrophie du cerveau dans son ensemble (figure 15, en haut) mais en particulier dans la région des hippocampes (figure 15, en bas). La TEP-FDG démontre pour sa part une réduction du métabolisme (donc indirectement une réduction du nombre de cellules nerveuses et de leurs connexions et synapses) dans les régions pariéto-temporales du cerveau (figure 16, au centre et en bas) et dans la région du cingulum postérieur (figure 16, en haut).

La combinaison des tests de mémoire, de l'IRM et de la TEP pourrait permettre le diagnostic de la maladie d'Alzheimer alors que les symptômes sont encore très légers. Dans certains pays, une ponction

Histoire d'une personne qui consulte un spécialiste au sujet de sa mémoire

M. Tremblay est professeur à l'université. Âgé de soixante-quatre ans, il s'inquiète à propos de sa mémoire, car il a maintenant de la difficulté à préparer ses cours et à retenir le nom de ses étudiants. Il perd parfois le fil de ses idées pendant les cours et dépend de plus en plus de ses notes. Sa mère est morte de la maladie d'Alzheimer à soixante-dix ans. Le résultat de son test MMSE est de 29 sur 30, celui de son test MoCA est de 26 sur 30. Il est donc référé pour passer des tests neuropsychologiques qui démontrent un déficit significatif de sa mémoire récente par rapport à son groupe d'âge et à son degré de scolarisation. L'IRM démontre une atrophie des hippocampes et la TEP-FDG démontre une réduction du métabolisme dans les régions pariétales et cingulaires. Le spécialiste conclut à une maladie d'Alzheimer au stade initial.

M. Tremblay veut connaître son diagnostic afin de pouvoir prendre une retraite anticipée et profiter de sa retraite. L'université et la Régie des rentes du Québec acceptent cette demande d'invalidité.

lombaire (PL) est aussi faite pour mesurer le taux dans le liquide céphalo-rachidien de deux protéines dont on sait que les niveaux sont anormaux dès le début de la maladie d'Alzheimer : la ß-amyloïde, qui est basse, et tau, qui est généralement haute.

Une TEP utilisant un marqueur de l'amyloïde, la protéine qui se dépose dans le cerveau de toutes les personnes ayant la maladie d'Alzheimer, est actuellement en développement (*PIB scan*). L'ensemble des scans cérébraux disponibles à ce jour pour établir le diagnostic de la maladie d'Alzheimer est résumé dans la **figure 17**. Un groupe de chercheurs dirigés par le Dr Bruno Dubois, à Paris, a proposé que ces tests (les scans cérébraux et l'examen du liquide céphalo-rachidien) soient à eux seuls suffisants pour poser un diagnostic précoce de la maladie d'Alzheimer même s'il n'y a pas de problème autre que des pertes de mémoire – stade dit « de prédémence » de la maladie d'Alzheimer.

Ce type de situation est assez rare, la majorité des patients atteints de la maladie d'Alzheimer étant déjà à la retraite. Cela dit, le diagnostic doit être posé d'urgence chez des professionnels de la santé (médecins, infirmières, pharmaciens...), chez des personnes qui gèrent des finances, ou chez toute personne pour qui des oublis ou des erreurs de jugement dans leur travail peuvent avoir des conséquences regrettables pour les autres et pour eux-mêmes. Par contre, un diagnostic très précoce n'est pas sans danger, car la personne comprend tout ce que ce diagnostic implique, et il y a alors risque de réaction catastrophique. Pour le moment, il n'y a pas de traitement disponible à ce stade de la maladie d'Alzheimer, et les tests supplémentaires (IRM et TEP-FDG) coûtent cher. Des chercheurs tels que le Dr Serge Gauthier de Montréal et le Dr Philip Scheltens d'Amsterdam ont recommandé que l'information sur les résultats

EXEMPLES DE CERVEAUX ATROPHIÉS

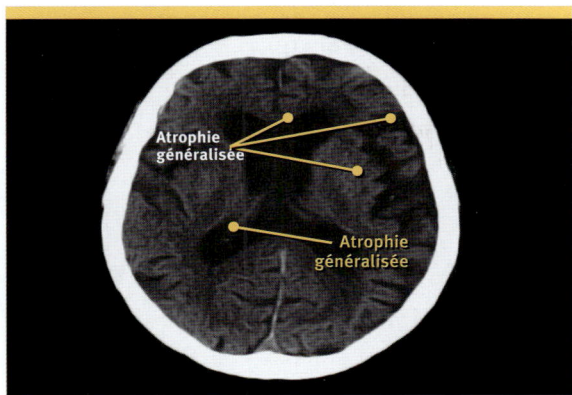

Image par résonance magnétique (IRM) du cerveau dans la maladie d'Alzheimer
Vue horizontale montrant un cerveau avec une atrophie globale

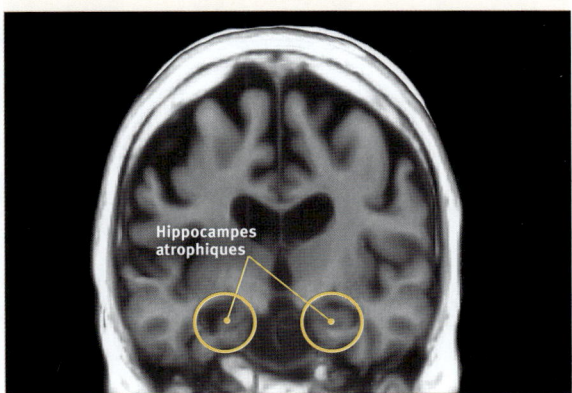

Image par résonance magnétique (IRM) du cerveau dans la maladie d'Alzheimer
Vue coronale montrant des hippocampes atrophiques

FIGURE 15

TOMOGRAPHIE À ÉMISSION DE POSITONS AVEC FLUORODÉOXYGLUCOSE (TEP-FDG) DU CERVEAU DANS LA MALADIE D'ALZHEIMER

Résonance magnétique
(sujet témoin)

Cerveau sain
(sujet témoin)

Cerveau atteint de
la maladie d'Alzheimer

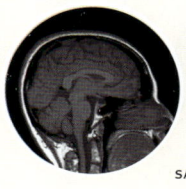 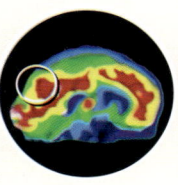 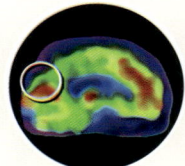

VUE
SAGITTALE

hypométabolisme
du cingulum postérieur

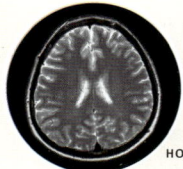 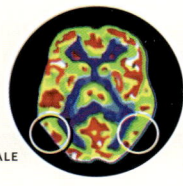

VUE
HORIZONTALE

hypométabolisme des régions
pariéto-temporales

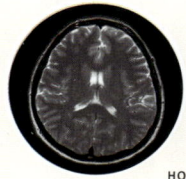 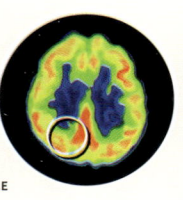 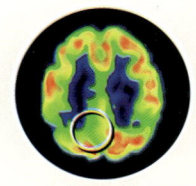

VUE
HORIZONTALE

hypométabolisme des régions
pariéto-temporales

Métabolisme [¹⁸F]FDG

Minimum - + Maximum

FIGURE 16

SCANS CÉRÉBRAUX UTILISÉS DANS LE DIAGNOSTIC DE LA MALADIE D'ALZHEIMER

Tomographie axiale calculée par ordinateur (TACO ou *CT scan*)	Examen de base pour éliminer les possibilités d'accidents vasculaires cérébraux (AVC), de tumeurs, d'hématomes et d'hydrocéphalie.
Imagerie par résonance magnétique (IRM)	Examen plus spécialisé pour détecter la présence de changements ischémiques plus petits qu'un AVC et l'atrophie des régions du cerveau en cause dans la mémoire (hippocampes, lobes temporaux). S'il est fait à répétition, il est possible de mesurer la vitesse de l'atrophie du cerveau dans son entier (1 % par année normalement !).
Tomographie à émission de positons après injection de fluorodéoxyglucose (TEP-FDG)	Examen en spécialité pour évaluer le métabolisme des régions du cerveau les unes par rapport aux autres. Dans la maladie d'Alzheimer, il y a hypométabolisme précoce (parfois avant l'apparition des symptômes) dans les régions pariéto-temporales et le cingulum postérieur.
Tomographie à émission de positons après injection d'un produit s'attachant chimiquement aux fibrilles d'amyloïde, par exemple, le Pittsburgh Compound (TEP-PIB)	Dans le cas de la maladie d'Alzheimer, ce test révèle des dépôts élevés dans les régions antérieures du cerveau plusieurs années avant l'apparition des symptômes.

FIGURE 17

des tests diagnostics soit révélée de façon progressive aux personnes atteintes, après avoir évalué le risque de réaction catastrophique, et de ne pas généraliser ce type de diagnostic très précoce tant qu'il n'y aura pas de possibilités de participer à des recherches thérapeutiques.

En résumé

Le diagnostic de la maladie d'Alzheimer

Le diagnostic de la maladie d'Alzheimer est fait par un médecin de famille, parfois de concert avec un spécialiste. Le diagnostic est précis à 85 % lorsque les symptômes sont typiques : mémoire récente qui diminue progressivement, autre domaine intellectuel touché, difficultés éprouvées dans les activités de tous les jours. L'évaluation est simple dans la majorité des cas : test MMSE, prises de sang, tomographie axiale calculée par ordinateur (*CT scan*). Lorsque les symptômes sont très légers mais qu'il est urgent de poser un diagnostic, des tests supplémentaires – neuropsychologie, IRM, TEP-FDG et ponction lombaire – sont nécessaires.

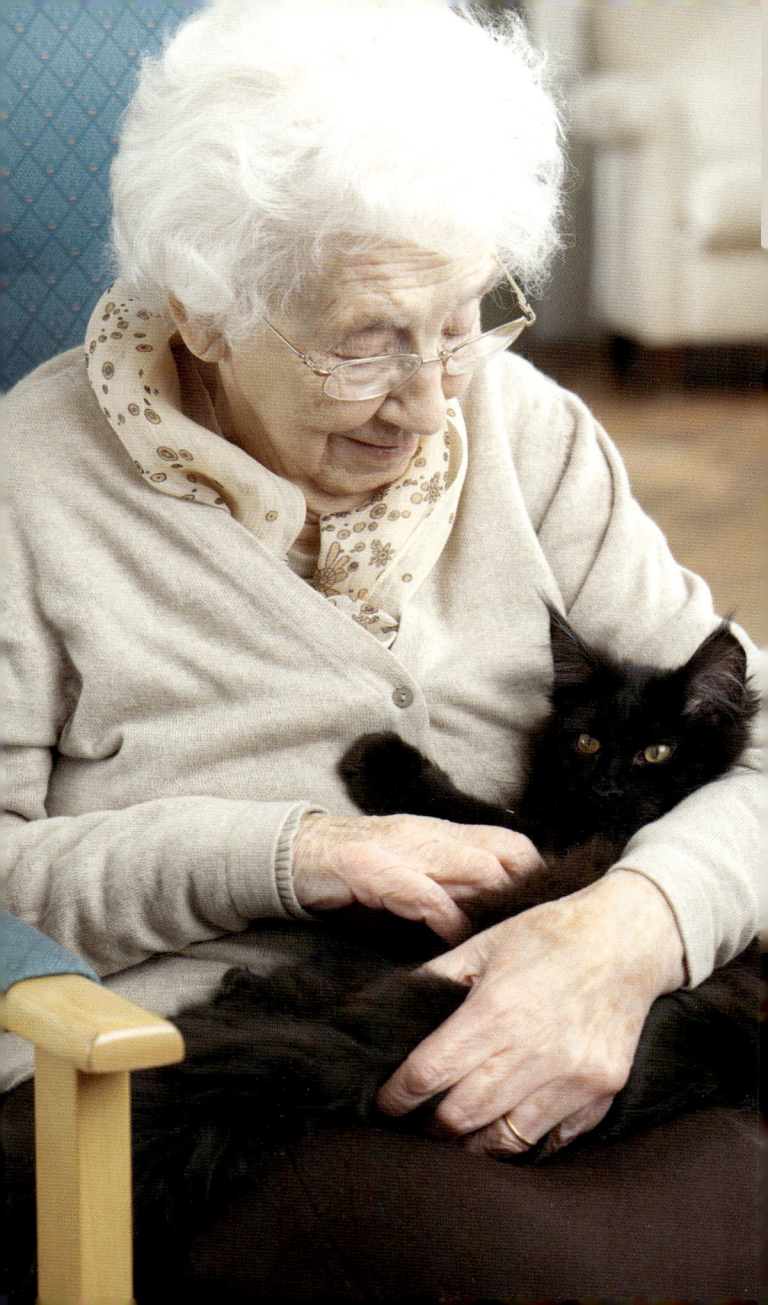

CHAPITRE 4

L'évolution naturelle de la maladie d'Alzheimer

Traditionnellement, le diagnostic de la maladie d'Alzheimer était posé lorsqu'il y avait suffisamment de symptômes pour dire qu'il y avait « démence », dont la cause la plus probable est davantage la maladie d'Alzheimer que les accidents vasculaires cérébraux ou la maladie de Parkinson. Mais les symptômes qui précèdent la démence sont souvent subtils et ils progressent lentement. C'est pourquoi les chercheurs s'intéressent de plus en plus à ce stade dit « prédémentiel » ou « prodromal » de la maladie d'Alzheimer, car il permettrait éventuellement un traitement précoce visant à arrêter ou à ralentir la progression de la maladie. Une fois la démence bien présente, la progression est plus ou moins prédictible sur huit à dix ans. Il est donc important de connaître l'évolution naturelle de la maladie d'Alzheimer pour anticiper les étapes à venir. Ce chapitre explique la progression de la maladie du début jusqu'à la fin, ce qui permettra de mieux comprendre les traitements actuels et en développement qui sont présentés dans les chapitres suivants.

LES STADES DE LA MALADIE D'ALZHEIMER

La classification la plus employée dans le monde est l'Échelle de détérioration globale (EDG ou *Global Deterioration Scale*) du Dr Barry Reisberg, qui comporte sept stades (**figure 18**).

ÉCHELLE DE DÉTÉRIORATION GLOBALE DE REISBERG

Stade 1   Aucun symptôme

Stade 2   Symptômes légers (pertes de mémoire récente, difficultés à prendre des décisions) sans déclin mesurable aux tests neuropsychologiques

Stade 3   Symptômes légers avec déclin mesurable aux tests neuropsychologiques, mais sans entrave importante aux activités de tous les jours

Stade 4   Démence légère (capacité de conduire une automobile à condition d'être accompagné)

Stade 5   Démence modérée (choix des vêtements fait par une autre personne ; déplacements effectués à pied dans des endroits familiers seulement ; gestion des finances personnelles effectuée par une autre personne)

Stade 6   Démence sévère (doit être lavé et habillé par une autre personne ; ne peut rester seul)

Stade 7   Démence très sévère à terminale (incapacité de marcher de façon sécuritaire ; difficulté à avaler)

FIGURE 18   Source : Reisberg et coll., 198.

Le stade 1 s'applique à toute personne qui vieillit normalement, mais également aux personnes susceptibles de développer la maladie d'Alzheimer un jour. Le taux de risque varie beaucoup d'un individu à l'autre selon l'histoire familiale (donc le bagage génétique) et ce qui se passe au cours de sa vie (degré de scolarisation, tension artérielle haute, etc.). Un chapitre ultérieur décrira comment nous pouvons déterminer le risque d'avoir la maladie d'Alzheimer plus tard et comment une approche de prévention « primaire » est en cours de préparation.

Le stade 2 de la maladie est celui des « troubles cognitifs subjectifs » (*Subjective Cognitive Impairment* ou SCI). L'impression que le cerveau ralentit est bien connue de tous, surtout après cinquante ans. Après cet âge, il est difficile (bien que pas impossible) d'apprendre une autre langue, nous sommes plus lents à nous adapter aux changements, nous oublions le nom de gens connus... Tout cela est normal. Cependant, si une personne qui pratiquait des activités d'un certain calibre intellectuel remarque un ralentissement au travail ou dans ses loisirs complexes (jouer au bridge, par exemple) sur une période relativement courte (de l'ordre d'une année), cela mérite une évaluation par son médecin de famille. La majorité des personnes ayant de tels symptômes ne progressent pas vers la maladie d'Alzheimer, cependant, cela pourrait être une occasion de prévention « secondaire » de la maladie, puisque des symptômes sont déjà présents chez l'individu.

Le stade 3 est celui qui a généré le plus de recherches depuis cinq à sept années, car il permettrait éventuellement un traitement très précoce de la maladie

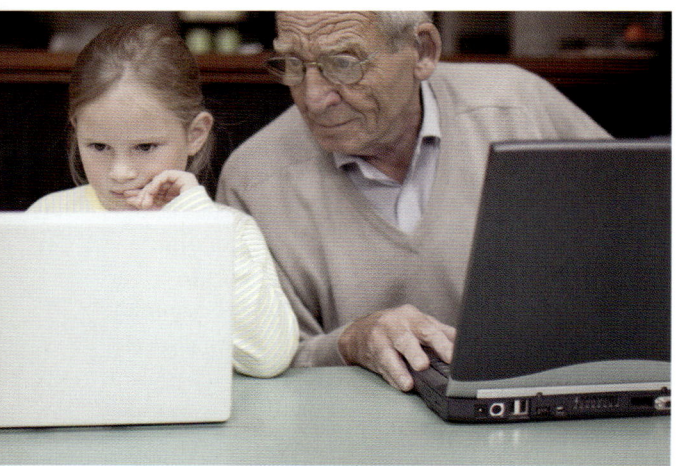

PRÉVALENCE DU STADE 3 (OU DÉFICIT COGNITIF LÉGER) À DIFFÉRENTS ÂGES APRÈS 70 ANS

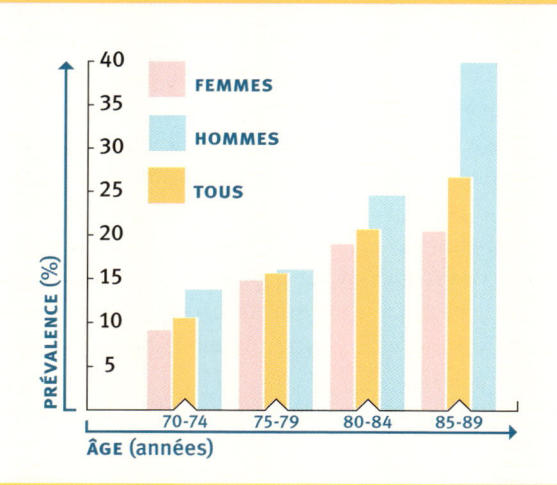

FIGURE 19

Source : www.alz.org

d'Alzheimer avec l'interruption ou le ralentissement de la progression. Il est habituellement désigné par l'expression « troubles cognitifs légers » (*Mild Cognitive Impairment* ou MCI). À ce stade, selon l'âge de la personne, son bagage génétique et d'autres marqueurs biologiques en cours de développement (voir le chapitre 3 sur le diagnostic), la progression vers la maladie d'Alzheimer est de l'ordre de 15 % par année sur cinq ans (donc 75 % de risque), après quoi le risque diminue. Certaines études épidémiologiques effectuées sur de grandes populations suggèrent que la majorité (plus de 90 %) des personnes atteignant le stade 3 ne périclitent pas davantage et retournent même à la normale. Il y a par conséquent nécessité de préciser les critères de diagnostic de la maladie d'Alzheimer très précoce et de les valider tel que proposé par Mayeux et collaborateurs en 2011. Cependant, beaucoup de traitements expérimentaux sont mis à l'essai au stade 3 pour les personnes qui sont diagnostiquées comme ayant une maladie d'Alzheimer très précoce, c'est-à-dire sans troubles fonctionnels importants ou sans démence.

Le stade 4 est celui où la maladie d'Alzheimer est habituellement reconnue par tout le monde (famille, amis, voisins), mais souvent niée par la personne atteinte. Cette « anosognosie », ou l'absence de conscience par la personne de ses difficultés fonctionnelles, diminue un peu le fardeau pour elle, mais l'augmente pour sa famille. La personne peut habituellement conduire sa voiture dans des endroits familiers et travailler à des tâches simples et routinières, cuisiner pour elle-même ou pour deux personnes, mais pas pour toute la famille en visite. Elle a besoin de conseils pour des décisions financières complexes, mais peut aller elle-même au comptoir de la banque (pas au guichet automatique) pour faire un dépôt ou un retrait.

Le stade 5, dit « de démence modérée », est celui de l'apparition du besoin d'aide pour les soins personnels : on devra choisir les vêtements pour le malade, lui suggérer de prendre une douche… La conduite automobile devient impossible et les sorties à pied se limitent au voisinage immédiat, à moins que la personne porte un bracelet d'identification. Des symptômes comportementaux comme l'irritabilité peuvent apparaître. Souvent,

DISTRIBUTION DE LA PERTE DES CELLULES CÉRÉBRALES

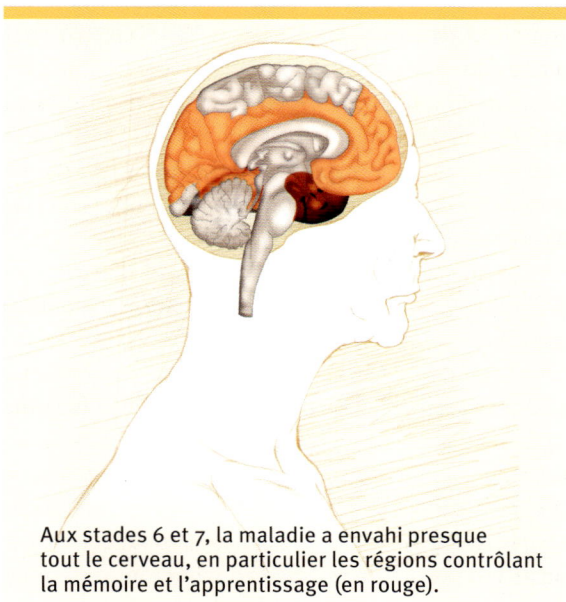

Aux stades 6 et 7, la maladie a envahi presque tout le cerveau, en particulier les régions contrôlant la mémoire et l'apprentissage (en rouge).

FIGURE 20

l'aidant naturel consulte la Société Alzheimer pour assister à des séances d'information ou se joindre à un groupe de soutien. Il devient difficile de laisser la personne malade seule à domicile, car elle pourrait laisser allumée la cuisinière, oublier un robinet qui coule, laisser une porte ouverte ou déverrouillée.

Le stade 6, dit « de démence sévère », se distingue par une accélération des difficultés fonctionnelles et l'apparition de troubles de comportement de type « agressivité et agitation », surtout au moment de la toilette personnelle ou en soirée (syndrome du crépuscule). La personne pourrait ne plus reconnaître son conjoint, ce qui cause parfois des crises où celui-ci est expulsé du lit, de la chambre ou même de la résidence. Les responsabilités augmentent pour les proches, qui chercheront à ce stade de l'aide extérieure pour le bain et l'accompagnement à domicile, et qui songeront sérieusement à l'hébergement de longue durée.

Le stade 7, dit de « démence très sévère à terminale », est marqué par une dépendance totale pour tous les aspects du quotidien. Des changements moteurs compromettent l'équilibre à la marche, ce qui confine graduellement la personne au fauteuil roulant, à la chaise gériatrique, puis à l'alitement complet. Le langage verbal disparaît, bien qu'une communication non verbale (réaction au toucher ou au ton de la voix) reste présente pendant longtemps. Le malade a de la difficulté à avaler (dysphagie) et s'étouffe en buvant et en mangeant, ce qui entraîne des pneumonies d'aspiration, qui sont la cause habituelle du décès, survenant de huit à dix ans après le stade 3 (**figure 19**).

CAPACITÉ D'ACTIVATION DU CERVEAU

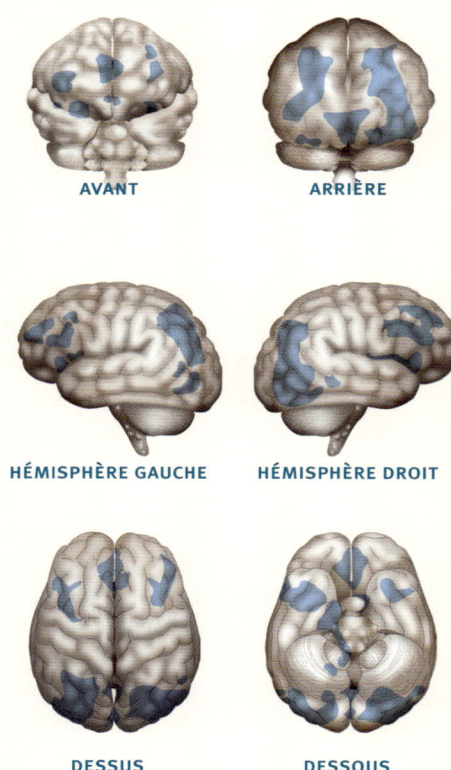

AVANT   ARRIÈRE

HÉMISPHÈRE GAUCHE   HÉMISPHÈRE DROIT

DESSUS   DESSOUS

Cerveaux normaux

Lors d'un exercice de reconnaissance d'objets familiers, on note une diminution importante de la capacité d'activer les régions du cerveau responsables de la mémoire et de l'apprentissage.

FIGURE 21

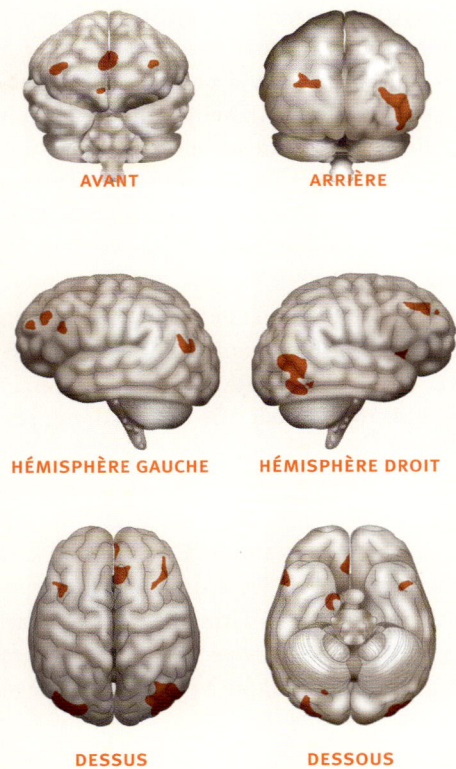

AVANT   ARRIÈRE

HÉMISPHÈRE GAUCHE   HÉMISPHÈRE DROIT

DESSUS   DESSOUS

Cerveaux atteints de la maladie
d'Alzheimer au stade 3

Source : Dr Davis Knopman, Mayo Clinic, Rochester (New York)

L'IMPACT IMMÉDIAT
DE LA MALADIE D'ALZHEIMER
EN FONCTION DE SA PROGRESSION
LA CONDUITE AUTOMOBILE

Habituellement, il y a peu de difficultés, au stade 4 de la maladie d'Alzheimer, pour la conduite automobile, si la personne se limite aux trajets qu'elle connaît bien. L'accompagnement par une personne agissant comme « navigateur » est recommandé par le médecin et parfois exigé par l'organisme qui émet les permis de conduire.

Au stade 5, il est rare qu'une personne soit autorisée à conduire une voiture, à moins de réussir un test sur route avec un ergothérapeute ou un autre examinateur qualifié, et de toujours se faire accompagner par un adulte.

Le retrait du permis de conduire est souvent une expérience pénible pour la personne atteinte et, par rebond, pour toute sa famille. Certains malades ne pardonnent pas au médecin qui a fait le rapport à l'organisme émetteur des permis de conduire. Parfois, la personne est référée à un spécialiste spécifiquement pour la faire déclarer inapte à conduire, protégeant

Conduire quand on est atteint de la maladie d'Alzheimer

Mme Gagné a l'habitude de conduire son automobile pour aller rendre visite à sa fille. Cela implique un trajet sur une autoroute et la traversée d'un pont. Un jour, en raison de travaux de réfection, le pont est fermé et un détour est nécessaire. Mme Gagné s'égare et doit téléphoner chez elle pour retrouver son chemin.

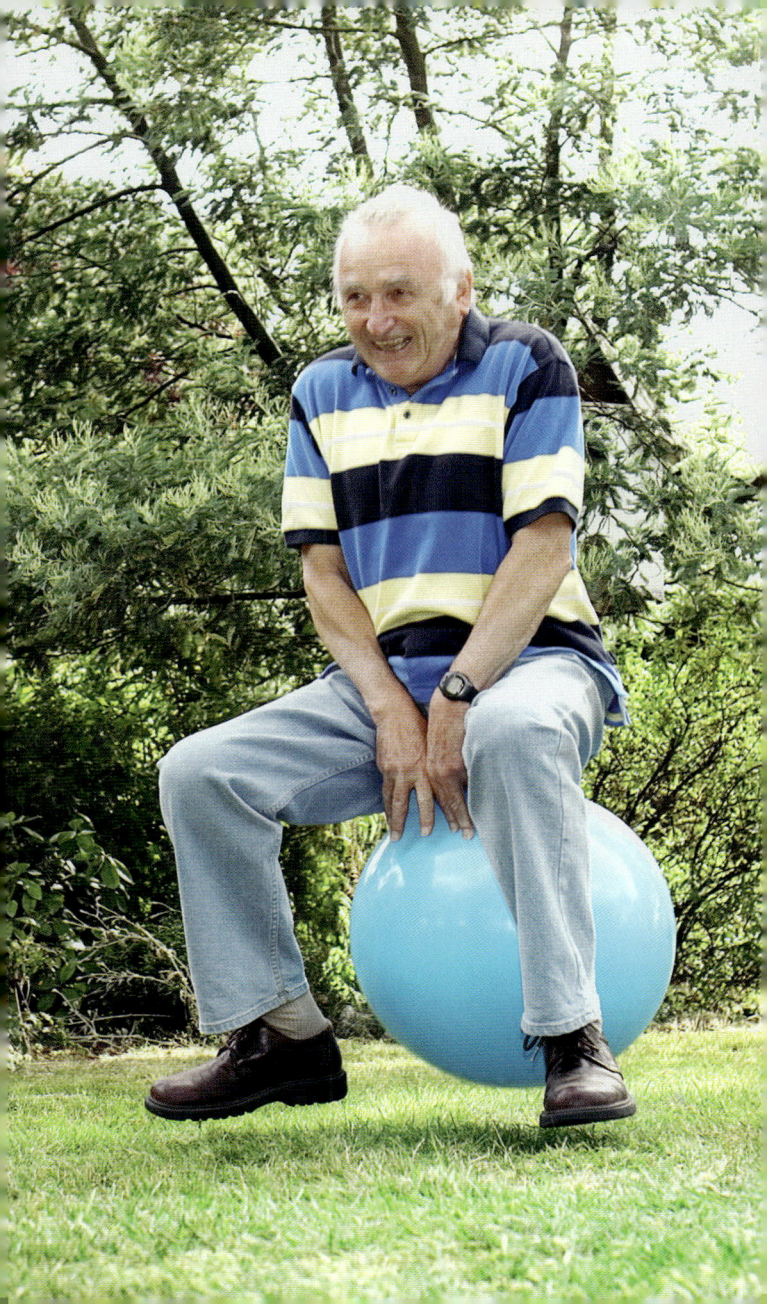

L'Alzheimer et les finances

M. Gendron ne peut plus rédiger ses chèques et les signer de façon fiable, et un étranger lui a emprunté 500 dollars en argent comptant. La fille de M. Gendron demande au médecin de famille ce qu'il est possible de faire pour protéger les biens de son père.

Travail et vie sociale au-delà de la maladie d'Alzheimer

Mme Simard a toujours travaillé à l'épicerie de sa famille. Elle ne peut plus calculer la monnaie à rendre aux clients à la caisse, mais elle aime passer la journée à discuter avec les clients qu'elle connaît depuis longtemps.

ainsi la relation thérapeutique entre elle et son médecin de famille. Toute personne atteinte de la maladie d'Alzheimer devra arrêter de conduire un jour, et il est possible d'anticiper avec la famille cette étape de la maladie d'Alzheimer, parfois en encourageant le ou la partenaire à apprendre à conduire, en déménageant plus près des transports en commun ou en élargissant le réseau social pour trouver des chauffeurs bénévoles.

LE TRAVAIL À L'EXTÉRIEUR

Au stade 3, toute personne est autonome et indépendante dans ses activités habituelles de tous les jours. Cependant, des professionnels ayant des responsabilités sociales élevées (par exemple, des médecins, des infirmières, des pharmaciens, des avocats, des comptables, des enseignants) peuvent se trouver dans l'obligation d'arrêter de travailler à cause du risque d'erreurs professionnelles. Une évaluation neuropsychologique au cours de laquelle on accordera une attention spéciale à la mémoire de travail et aux capacités exécutives est habituellement requise et parfois répétée de six à douze mois plus tard. Les nouveaux critères de diagnostic pour la maladie d'Alzheimer très précoce proposés par Dubois et ses collègues (2007, 2010) et présentés dans le chapitre précédent, ajoutés à l'utilisation de l'imagerie cérébrale, pourraient faciliter l'obtention d'un rapport d'invalidité pour des raisons médicales. En revanche, une personne qui a un travail manuel ou routinier sans danger pour elle-même ou pour autrui peut continuer aux stades 3 et 4 en évitant les changements de tâches. L'interaction sociale permise par un travail est d'ailleurs thérapeutique pour la personne. Même au stade 5, certains malades se rendent au siège de l'entreprise familiale pour garder le contact avec les plus vieux clients et rester proches de leur vie antérieure.

L'EXÉCUTION DE DOCUMENTS LÉGAUX

Il est fortement recommandé de rédiger avant le stade 5, avec l'aide d'un avocat ou d'un notaire, une procuration générale et un mandat en cas d'inaptitude. Le mandataire désigné pourra ainsi progressivement aider la personne atteinte de la maladie d'Alzheimer à gérer ses finances et à prendre des décisions concernant ses soins médicaux. Il est possible (et souhaitable) de désigner deux mandataires qui se partageront la tâche. Sinon, il faut désigner un mandataire de remplacement au cas où le premier mandataire ne pourrait plus exercer son rôle.

Rédiger ou modifier un testament est d'une complexité plus grande que désigner un mandataire. Et quel que soit le stade de la maladie d'Alzheimer, il y a un risque de contestation par un membre de la famille insatisfait du partage du patrimoine après le décès. Aussi, une évaluation spéciale par un expert est souhaitable pour déterminer la compétence à tester, diminuant ainsi le risque de litige coûteux plus tard.

Lors de la rédaction du mandat en cas d'inaptitude, il est souhaitable de préciser ses préférences pour différentes options concernant les situations qui se présenteront au cours de la maladie d'Alzheimer : sa participation à la recherche médicale (préciser si l'on est intéressé, et si c'est le cas, quel degré de risque serait acceptable), sa nutrition s'il y a difficulté à avaler et le traitement de la pneumonie s'il n'y a plus de qualité de vie. Le mandataire aura le dernier mot au moment où des décisions seront à prendre, mais sa tâche sera moins difficile si la personne atteinte de la maladie d'Alzheimer a indiqué ses préférences au préalable.

En résumé

L'évolution naturelle de la maladie d'Alzheimer

Les sept stades de la maladie d'Alzheimer sont des points de repère utiles tant en recherche que dans la pratique clinique auprès des patients. Ils permettent en effet d'évaluer où une personne atteinte en est quant à ses activités habituelles. L'aptitude à conduire une automobile doit être évaluée périodiquement. La capacité à maintenir un travail régulier dépend des responsabilités de la personne et des conséquences d'erreurs possibles dans ce travail. La rédaction d'un mandat en cas d'inaptitude et d'une procuration générale est recommandée dès le début de la maladie d'Alzheimer. Il est souhaitable d'y indiquer ses préférences pour la prise en charge pendant la maladie, surtout pour les stades très avancés. Enfin, le fait d'avoir à apporter un changement à un testament nécessite une évaluation spécialisée.

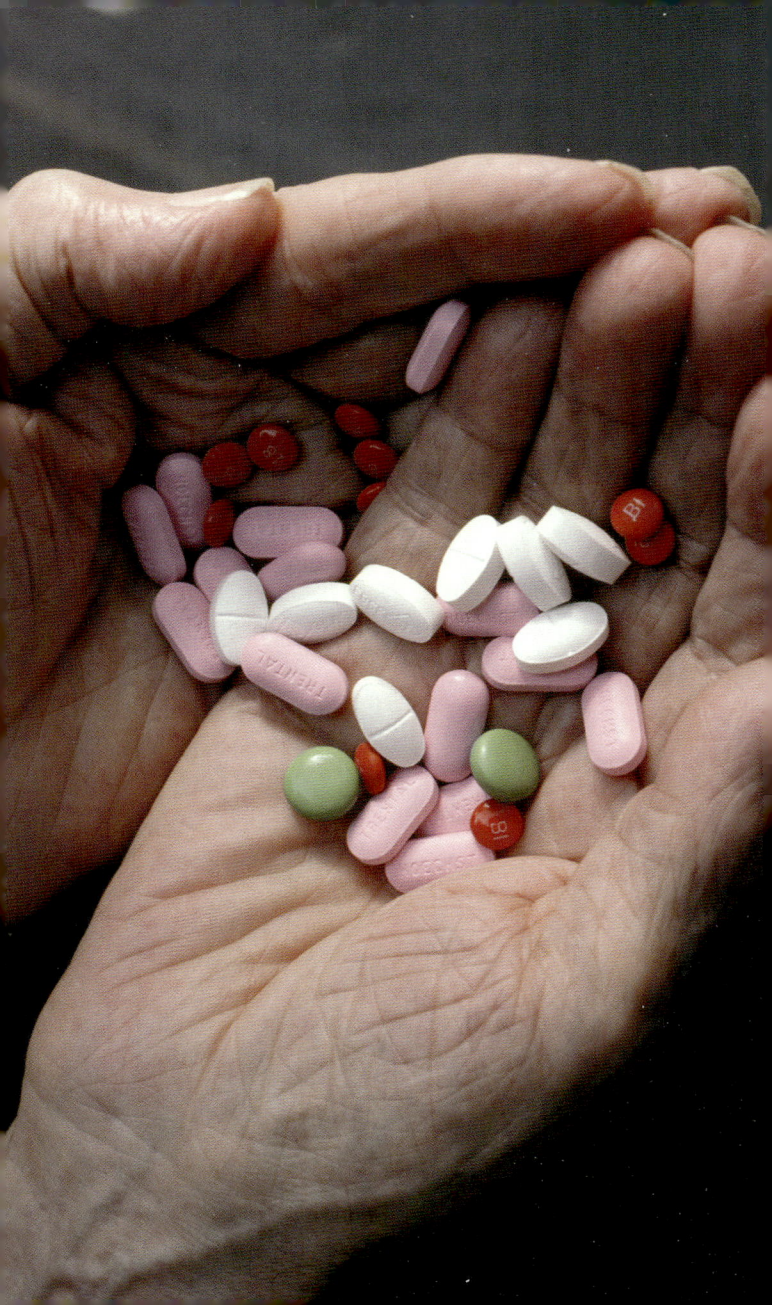

CHAPITRE 5

Les traitements actuels de la maladie d'Alzheimer

Les sept stades de la maladie d'Alzheimer ont été définis dans le chapitre précédent. Le présent chapitre décrit ce que l'on peut faire à chaque étape pour diminuer les risques pour la personne atteinte ou, s'il y a lieu, réduire ou pallier ses symptômes. Certains traitements obligent à effectuer des changements de style de vie (stades 1, 2 et 3), d'autres nécessitent l'usage de médicaments (stades 4, 5 et 6). Le stade 7 est une étape de soins palliatifs.

AU STADE 1 (pas de symptômes ni de déficits cognitifs mesurables)

Démarche élaborée par le Dr Zaven Khachaturian, la prévention primaire, qui vise à retarder l'apparition des symptômes de la maladie d'Alzheimer chez les gens qui vieillissent, est une stratégie importante dans le

FACTEURS DE RISQUE DE LA MALADIE D'ALZHEIMER

- Âge
- Sexe (féminin)
- Faible scolarisation
- Abus d'alcool
- Hypertension artérielle
- Diabète sucré

FIGURE 22

domaine sociosanitaire. En effet, si l'on retardait actuellement de cinq ans l'apparition des symptômes de la maladie d'Alzheimer, il y aurait moitié moins de gens atteints en moins d'une génération ; un report de dix ans diminuerait la prévalence de 90 % ! Cela est théoriquement possible grâce à la connaissance des facteurs de risque (**figure 22**) et de protection (**figure 23**) en cause dans la maladie d'Alzheimer. Ces facteurs seront présentés plus en détail au chapitre 6.

Il suffirait de modifier certaines habitudes de vie et (ou) de traiter les maladies qui prédisposent à la maladie d'Alzheimer. Cependant, il faudrait pouvoir le prouver de façon prospective, c'est-à-dire avec des groupes de volontaires qui auraient un risque égal au départ et qui accepteraient de suivre un traitement alloué au hasard pour des périodes prolongées (de cinq à sept ans). C'est tout à fait dans l'ordre du possible ; l'étude SystEur, dirigée par le Dr Françoise Forette, à Paris, a démontré qu'un contrôle plus serré de l'hypertension artérielle pendant cinq années diminue de moitié le risque de démence (causée surtout par la maladie d'Alzheimer).

L'étude GEM, dirigée par le Dr Steven DeKosky, à Pittsburgh, a comparé les effets du ginkgo biloba et d'un placebo pendant sept années, bien que ses travaux

FACTEURS DE PROTECTION CONTRE LA MALADIE D'ALZHEIMER

- Haut degré de scolarisation
- Vin rouge en quantité modérée
- Exercice physique
- Activités intellectuelles
- Réseau social

FIGURE 23

n'aient pu montrer de différences entre le groupe qui a pris un placebo et le groupe qui a pris du ginkgo.

Une équipe dirigée par le Dr Miia Kivipelto, à Helsinki, a de son côté démontré qu'il est possible de dresser un bilan des facteurs de risque pour la maladie d'Alzheimer vers l'âge de cinquante ans et de prédire ainsi qui sera atteint de cette maladie vingt ans plus tard : un pointage de 10 à 11 était associé à un risque de 7,4 % et un pointage de 12 à 15, à un risque de 16,4 % (**figure 24**). Ce bilan (*Dementia Risk Score*) pourrait servir d'outil en médecine générale pour informer les personnes intéressées par leur taux de risque et motivées à agir en conséquence.

Ce type de bilan pourrait être employé dans des études prospectives pour choisir des participants à risques comparables parmi des volontaires intéressés. Il faudrait sans doute ajouter à ces facteurs de risque le génotype apoE4. Nous reviendrons sur les facteurs de risque d'ordre génétique un peu plus loin dans ce livre. Toutefois, de nouveaux tests tels que la mesure des niveaux de ß-amyloïde dans le liquide céphalo-rachidien (obtenu par ponction lombaire) et la tomographie à positon avec liguands pour la ß-amyloïde ont été suggérés (Weigand et coll., 2011).

En attendant les résultats de telles études, qui seront fort probablement menées en associant les grands réseaux de recherche sur la maladie d'Alzheimer, les personnes soucieuses de leur santé peuvent consulter leur médecin de famille pour établir leur bilan de risques, et de préférence avant l'âge de soixante ans ! Sur le plan social, les initiatives pour augmenter la scolarisation et la qualité de la nutrition dès le jeune âge, comme celle que propose la Fondation Lucie et André Chagnon de Montréal, méritent d'être encouragées.

BILAN DU RISQUE DE DÉMENCE À L'ÂGE AVANCÉ (*DEMENTIA RISK SCORE*)

Facteurs	Critères	Pointage
ÂGE AU DÉBUT DU SUIVI	moins de 47 ans	0
	de 47 à 53 ans	3
	plus de 53 ans	4
DEGRÉ DE SCOLARISATION	10 années ou plus	0
	de 7 à 9 années	2
	de 0 à 6 années	3
SEXE	homme	0
	femme	1
TENSION ARTÉRIELLE SYSTOLIQUE	140 mm ou moins	0
	140 mm ou plus	2
INDICE DE MASSE CORPORELLE (IMC)	moins de 30 kg/m²	0
	plus de 30 kg/m²	2
CHOLESTÉROL TOTAL	moins de 6,5 mmol/L	0
	plus de 6,5 mmol/L	2
ACTIVITÉS PHYSIQUES	actif	0
	inactif	1

FIGURE 24

Source : Kivipelto et coll., 2006

AU STADE 2 (symptômes légers sans atteinte cognitive mesurable)

La prévention secondaire chez les gens qui n'ont pas la maladie d'Alzheimer mais qui sont à plus haut risque serait possible par la modification des habitudes de vie associées aux facteurs de risque, comme nous l'avons décrit dans le paragraphe sur les traitements au stade 1.

Cependant, il est possible de terminer les études au stade 2 plus rapidement qu'au stade 1, comme l'a démontré une étude dirigée par le Dr Bruno Vellas, à Toulouse, comparant le ginkgo biloba et un placebo pendant cinq ans au stade 2 plutôt que pendant sept ans au stade 1. Il faut toutefois souligner que le traitement dispensé au cours de cette étude n'a pas permis de retarder l'apparition de la maladie d'Alzheimer.

AU STADE 3 (symptômes légers avec atteinte cognitive mesurable mais sans déclin fonctionnel, ou troubles cognitifs légers)

Ce groupe de personnes parvenues au stade 3 a généré beaucoup d'intérêt et de recherches (revues par Gauthier et coll., 2006). Plusieurs essais cliniques comparant des médicaments avec un placebo ont été faits, mais sans succès notable pour diminuer les symptômes (étant légers, ils sont difficiles à réduire) ou pour retarder la progression vers le stade 4 (démence légère).

Il faut dire que les causes d'oublis occasionnels chez ces personnes peuvent être très diverses et combinées : dépression, épuisement professionnel, apnée du sommeil, déficience en vitamine B12, abus de médicaments, malnutrition, hypothyroïdisme, etc.

Le traitement approprié dépendra donc des causes des symptômes.

Si on élimine les autres causes éventuelles d'oublis, il est possible de constater la présence d'une maladie d'Alzheimer précoce (voir chapitre 3 sur le diagnostic). Les conseils de prévention décrits pour les stades 1 et 2 de la maladie d'Alzheimer s'appliquent ici, avec un suivi plus rapproché et un traitement plus énergique des facteurs de risque vasculaires tels que le diabète, l'obésité et l'hypercholestérolémie.

Il n'y a pas, actuellement, de « médicaments pour la mémoire » pour les personnes parvenues au stade 3, mais l'entraînement intellectuel (*cognitive training*) est à l'essai, et les résultats de l'équipe dirigée par le Dr Sylvie Belleville, à Montréal, sont très encourageants.

La combinaison de l'entraînement intellectuel et d'exercice physique sous supervision, ou « traitement multidomaines », est déjà à l'essai à Toulouse.

AU STADE 4 (démence légère)

Le diagnostic de la maladie d'Alzheimer aux stades légers doit être abordé avec la personne de confiance et, si cela est possible, avec la personne atteinte (voir chapitre 3 sur le diagnostic). Il peut être utile de consulter les sociétés Alzheimer afin de se renseigner sur la maladie. La santé générale de la personne atteinte (et celle de l'aidant !) doit être évaluée : il faut vérifier si l'alimentation est adéquate, optimiser la vision et l'audition, contrôler les facteurs de risques vasculaires (hypertension artérielle, diabète, fibrillation auriculaire). Il faut éliminer les médicaments qui ont des effets négatifs sur la mémoire, en particulier ceux qui sont destinés au contrôle de la vessie.

Des symptômes dépressifs sont souvent présents et peuvent justifier un traitement à l'aide d'un antidépresseur agissant sur les taux de sérotonine (citalopram, sertraline) ou de noradrénaline (venlafaxine). La réponse thérapeutique est habituellement bonne et rapide (entre deux et quatre semaines) à des doses plus faibles que celles qui sont utilisées pour une dépression majeure chez une personne plus jeune. L'usage de ces médicaments est interrompu après habituellement six à douze mois, car la personne perd la conscience de sa maladie, et son humeur s'améliore avec le temps. Les effets secondaires possibles (mais rares) incluent la somnolence ou l'excitation, la perte de libido et le tremblement des mains.

Les changements cognitifs – mémoire, langage, orientation, jugement – requièrent l'administration de médicaments agissant directement sur le taux d'acétylcholine, le transmetteur chimique produit par le cerveau qui permet d'accumuler des souvenirs et de réaliser des apprentissages. Ces médicaments sont présentement au nombre de trois en Amérique et en Europe : le donépézil, la rivastigmine et la galantamine.

Ces médicaments agissent en bloquant une ou deux des enzymes qui dégradent l'acétylcholine cérébrale : ils sont appelés des « inhibiteurs de cholinestérases » (**figure 26**). La **figure 25** résume leurs principales propriétés pharmacologiques.

Ces différences d'inhibition d'une enzyme (acétylcholinestérase [AChE]) ou l'autre (butyrylcholinestérase [BuChE]) et l'activation des récepteurs nicotiniques ne semblent pas être associées à des écarts importants d'efficacité clinique, du moins sur six à douze mois. Les doses maximales actuelles sont de 10 mg/jour pour le donépézil, de 12 mg/jour pour la rivastigmine par voie orale, de 9,4 mg/jour pour le timbre cutané de rivastigmine, et de 24 mg/jour pour la galantamine. La réponse thérapeutique est variable : l'état de certaines personnes s'améliore de façon évidente en huit à douze semaines avec un retour de l'intérêt pour des passe-temps ou des tâches de tous les jours qu'elles avaient délaissés. L'état d'autres personnes (la majorité) est décrit comme stable par leurs familles, avec parfois moins d'anxiété.

Cette stabilisation des symptômes peut durer de un à deux ans, et est suivie d'un lent déclin. D'autres patients, environ 30 %, démontrent un déclin rapide de leurs facultés intellectuelles et de leur capacité fonctionnelle, quel que soit le médicament utilisé. Ces personnes sont habituellement

LES PROPRIÉTÉS PHARMACOLOGIQUES DES INHIBITEURS DE CHOLINESTÉRASE

	Donépézil	Rivastigmine	Galantamine
DEMI-VIE	70 à 80 heures	0,6 à 2 heures	7 à 8 heures
DOSES MAXIMALES ACTUELLES	10 mg/jour	12 mg/jour oral ou 9,4 mg/jour en timbres	24 mg/jour
POSOLOGIE	Une dose par jour	Deux fois par jour en capsules ou aux 24 heures en timbres cutanés	Une fois par jour
ENZYMES INHIBÉES	AChE	AChE et BuChE	AChE
ACTION SUR LES RÉCEPTEURS NICOTINIQUES	+	+	+++

FIGURE 25

plus jeunes, de sexe féminin et de scolarisation plus élevée.

Les effets secondaires possibles sont mentionnés dans la **figure 27** et varient peu d'un médicament à l'autre.

Ces effets secondaires sont heureusement évités en grande partie par la prise du médicament le matin au petit-déjeuner, à doses progressives. Le timbre cutané de rivastigmine évite beaucoup de ces effets secondaires parce que le médicament ne passe pas par l'estomac. Il peut toutefois y avoir une réaction cutanée au timbre (rougeurs et picotements). Un électrocardiogramme est fait avant de commencer la prise de ces médicaments s'il y a une histoire récente de syncope non expliquée ou un pouls ralenti (moins de 60 battements par minute) sans raison évidente.

AUX STADES 5 ET 6 (démence modérée à sévère)

L'approche thérapeutique à ces stades de la maladie est semblable à celle du stade 4. Il n'est jamais trop tard pour essayer un médicament qui agit sur l'acétylcholine. Certaines études suggèrent que l'effet thérapeutique est plus facile à observer aux stades modérés, parce qu'il y a plus de symptômes à améliorer et que le déclin sans traitement est plus rapide et donc plus évident.

Pour améliorer les facultés intellectuelles – surtout la capacité de s'exprimer verbalement – et diminuer ou prévenir l'agitation ou l'agressivité, la mémantine peut à ce stade être ajoutée aux inhibiteurs de l'acétylcholine. Ce médicament agit sur les récepteurs au glutamate, un transmetteur chimique en cause dans plusieurs actions du cortex cérébral, dans les régions directement associées à la mémoire et à l'apprentissage. Il est pris oralement

MODE D'ACTION DES TROIS PRINCIPAUX MÉDICAMENTS UTILISÉS DANS LE TRAITEMENT DE LA MALADIE D'ALZHEIMER

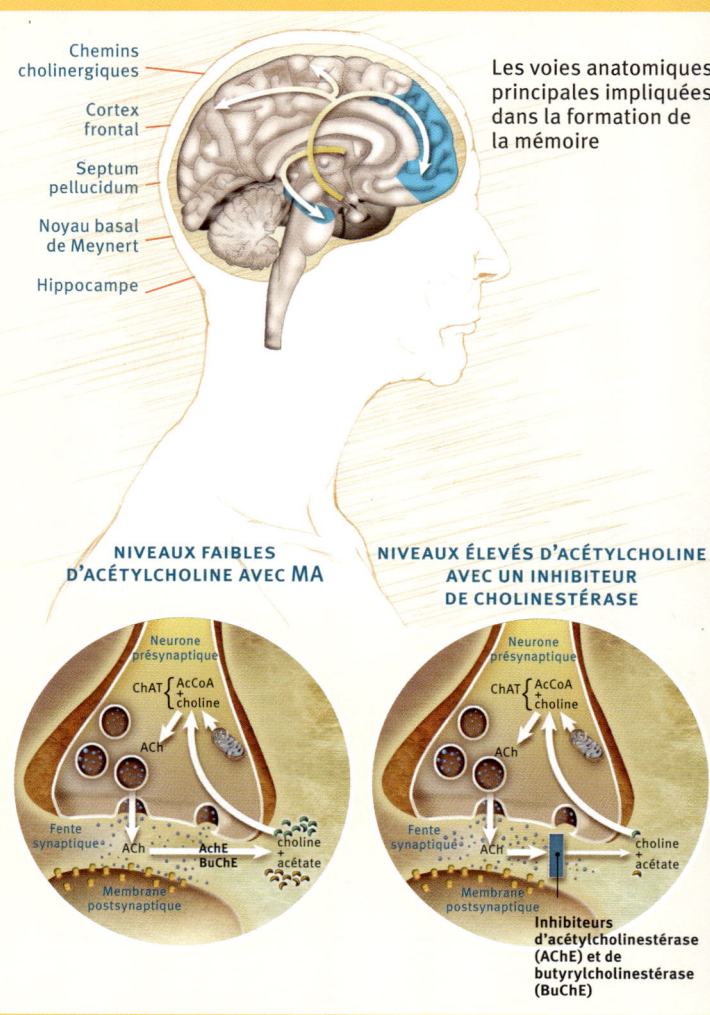

Chemins cholinergiques

Cortex frontal

Septum pellucidum

Noyau basal de Meynert

Hippocampe

Les voies anatomiques principales impliquées dans la formation de la mémoire

NIVEAUX FAIBLES D'ACÉTYLCHOLINE AVEC MA

NIVEAUX ÉLEVÉS D'ACÉTYLCHOLINE AVEC UN INHIBITEUR DE CHOLINESTÉRASE

Neurone présynaptique

ChAT { AcCoA + choline

ACh

Fente synaptique

ACh

AChE BuChE

choline + acétate

Membrane postsynaptique

Inhibiteurs d'acétylcholinestérase (AChE) et de butyrylcholinestérase (BuChE)

FIGURE 26

en une ou deux doses, jusqu'à une concentration de 20 mg par jour, et est excrété par les reins. Chez certaines personnes, on constate un meilleur effet thérapeutique à une dose de 10 ou de 15 mg/jour, car elles sont plus désorientées ou agitées à la dose maximale de 20 mg par jour.

Le Dr Oscar Lopez, de Pittsburgh, a démontré qu'un traitement alliant un inhibiteur de l'acétylcholinestérase à la mémantine retardait le besoin de transférer une personne atteinte dans un établissement de soins de longue durée par rapport à la prise d'un inhibiteur seul ou d'aucun inhibiteur. Autrement dit, la progression des symptômes vers les stades avancés de la maladie d'Alzheimer a été retardée de façon importante par la combinaison des deux classes de médicaments. L'addition de médicaments à

EFFETS SECONDAIRES POSSIBLES DES INHIBITEURS DE L'ACÉTYLCHOLINESTÉRASE

Effets gastro-intestinaux	Nausée, vomissement, diarrhée
Effets cardiovasculaires	Bradycardie, syncope
Effets neuromusculaires	Crampes (surtout dans les jambes)
Effets centraux	Insomnie, troubles du sommeil paradoxal (*REM Behavior Disorder*), augmentation des symptômes dépressifs ou de l'anxiété
Effets urinaires	Envies d'uriner fréquentes

FIGURE 27

plémentaires est souvent rencontrée dans la
icale, par exemple pour traiter l'hypertension
..., l'épilepsie, les migraines et le diabète.

Des troubles de comportement émergent ou s'accentuent aux stades 5 et 6 de la maladie d'Alzheimer : apathie, agressivité, irritabilité et agitation motrice. Le plus difficile, pour un aidant, est une personne qui ne dort pas la nuit, qui ne reconnaît pas sa maison et sa famille et qui veut « retourner chez elle ». Un antidépresseur comme la trazodone au coucher peut parfois aider, mais il faut souvent prescrire un antipsychotique comme la rispéridone.

Étant donné que les antipsychotiques augmentent un peu le risque d'accident vasculaire cérébral ou même de mortalité, il faut les utiliser à faibles doses et quand il n'y a pas d'autre option. La situation doit être réévaluée aux trois mois, car les symptômes comportementaux ont tendance à s'améliorer spontanément après un certain temps.

Parmi les autres possibilités, il faut mentionner l'éducation proposée aux aidants concernant les troubles de comportement et les changements environnementaux qui peuvent être apportés, par exemple plus de lumière, moins de bruit ou déplacement de l'heure du bain. L'aromathérapie (notamment l'utilisation de la lavande) devient populaire en Angleterre. Les animaux de compagnie semblent aussi beaucoup aider les personnes atteintes de la maladie d'Alzheimer, particulièrement le chat, qui nécessite naturellement moins d'attention de la part du maître.

Le déclin fonctionnel s'accentue au fil des stades, et la personne malade qui vit seule a de plus en plus besoin de supervision pour sa sécurité, ce qui touche sa famille, ses amis, ses voisins et les ressources communautaires. Les personnes atteintes de la maladie d'Alzheimer préfèrent rester chez elles le plus longtemps possible, mais il faut tenir compte de leur sécurité et de celle d'autrui.

Les personnes qui vivent avec un compagnon ou une compagne sont favorisées par rapport aux personnes seules, mais l'aidant s'épuise et a besoin d'utiliser toutes les ressources disponibles : aide ménagère, aide pour le bain, service de repas à domicile, programme de jour, répit temporaire... Enfin, la décision de placer quelqu'un en hébergement doit être discutée aux stades 5 et 6, avant l'épuisement total de l'aidant.

AU STADE 7 (démence très sévère à terminale)

Dans notre culture, la grande majorité des personnes parvenues à ce stade sont hébergées dans un établissement, mais il est parfois possible de les garder à domicile avec beaucoup d'aide. L'incontinence urinaire et fécale survient, et des chutes répétées mènent au fauteuil roulant puis à l'alitement. Enfin, des difficultés à avaler causent des pneumonies.

La philosophie des soins à ce stade de la maladie d'Alzheimer devient de plus en plus celle de soins palliatifs, en tenant compte des souhaits exprimés par le malade lorsqu'il pouvait le faire, aux stades précédents. De façon plus spécifique, on suspend l'administration de tous les médicaments, sauf ceux qui sont nécessaires au confort, comme l'acétaminophène contre la douleur. Il ne faut pas commencer à alimenter la personne artificiellement par tubes intraveineux, intranasaux ou intragastriques,

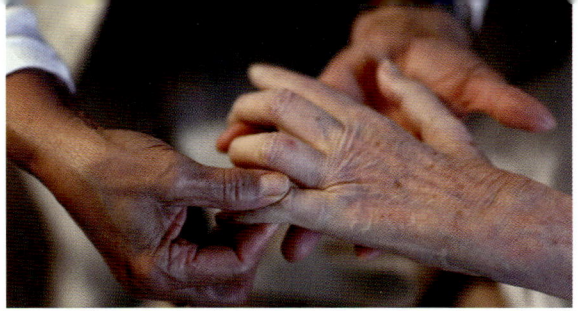

car cela n'augmente ni la longévité ni la qualité de vie.

Les soins à dispenser en cas de pneumonie doivent être discutés avec le représentant légal : pas de transfert à l'hôpital et soins de confort avec de l'oxygène et de la morphine pour permettre une mort dans la dignité et sans souffrance.

Lorsqu'il y a un intérêt exprimé ouvertement par le malade ou par le représentant légal pour un examen pathologique du cerveau pour des fins diagnostiques et pour la recherche, un arrangement préalable peut être conclu avec une banque de cerveaux, par exemple celle de l'Institut universitaire en santé mentale Douglas au Québec, ou les banques de cerveaux de l'Institut Pasteur et de l'Institut de Paris IV.

Nous verrons un peu plus loin, au chapitre 9, les grandes décisions familiales qui doivent être prises aux étapes clés de l'évolution de la maladie. Certaines de ces dispositions sont d'ordre légal, alors que d'autres visent la prise en charge des médicaments décrits dans le présent chapitre. Personne ne devrait faire face seul à ces grandes décisions qui auront des conséquences légales, économiques et familiales importantes si elles n'ont pas été considérées aux moments opportuns par la personne atteinte et sa famille proche.

En résumé

Les traitements actuels de la maladie d'Alzheimer

La prévention primaire (avant l'apparition de tout symptôme) constitue un espoir pour notre société, puisqu'elle tient compte des facteurs de risque et de prévention. L'efficacité de la prévention secondaire (symptômes sans déficit) sera probablement plus facile à démontrer par des études effectuées auprès de populations à risque connues. L'interruption de la progression des troubles cognitifs légers de type Alzheimer (stade également appelé prodrome de maladie d'Alzheimer ou Alzheimer au stade de prédémence) sera étudiée de façon intensive dans les années qui viennent. D'ici là, pour les personnes parvenues aux stades légers à modérés de démence causée par la maladie d'Alzheimer, on peut prescrire deux classes de médicaments agissant sur l'activité des neurotransmetteurs acétylcholine et glutamate. Les stades avancés de la démence requièrent une approche de type palliatif. À tous les stades de la maladie d'Alzheimer, la personne doit pouvoir garder sa dignité, et les aidants doivent recevoir toute l'aide disponible dans notre société.

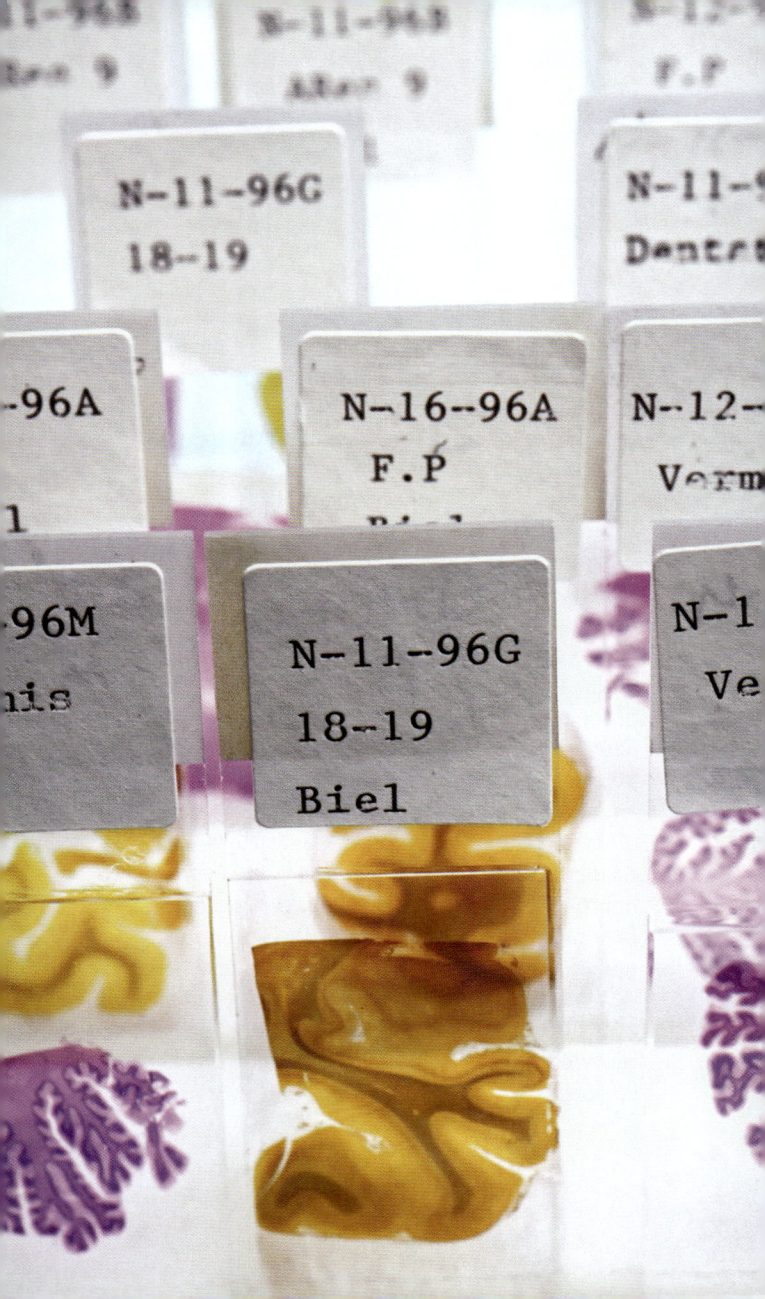

CHAPITRE 6

Cent ans de recherche sur les causes possibles de la maladie d'Alzheimer

Depuis la découverte originale du professeur Alzheimer, il y a plus de cent ans déjà, la recherche médicale a progressé de façon spectaculaire, particulièrement depuis environ une vingtaine d'années. L'analyse systématique de la pathologie du cerveau de la patiente Auguste Deter, qu'Alzheimer avait suivie pendant plusieurs années, lui permit de découvrir à l'époque un certain nombre d'anomalies structurelles qui sont encore considérées aujourd'hui comme des marqueurs classiques de la pathologie Alzheimer.

Il décrivit avec beaucoup de précision les trois principaux marqueurs biologiques de la maladie, que l'on appellera plus spécifiquement les plaques séniles, les enchevêtrements neurofibrillaires et la perte massive de neurones cérébraux. Encore aujourd'hui, c'est la présence de ces marqueurs classiques qui permet d'établir un diagnostic définitif de maladie d'Alzheimer à l'autopsie (Goedert et Spillantini, 2006).

À l'époque du professeur Alzheimer, ces premières observations avaient été accueillies avec beaucoup de scepticisme par ses pairs. Nous savons aujourd'hui que ces changements cérébraux ne mènent pas toujours à une démence, puisqu'on peut parfois retrouver ces anomalies dans des cerveaux de sujets vieillissants normalement.

CARACTÉRISTIQUES DU CERVEAU ATTEINT DE LA MALADIE DE CREUTZFELDT-JAKOB

Dégénérescence spongiforme
Section du cerveau agrandi au microscope montrant les changements caractéristiques causés par le virus de Creutzfeldt-Jakob

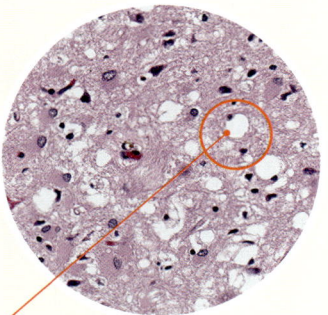

On note la présence de trous (des bulles blanches) causés par l'effet destructeur du virus sur les cellules cérébrales.

FIGURE 28

Ces changements pathologiques peuvent aussi être retrouvés avec d'autres anomalies dans certaines formes plutôt rares de démence.

Au cours des cent années qui ont suivi la découverte du professeur Alzheimer, de nombreuses pistes de recherche ont été examinées pour tenter de déterminer les causes probables de cette maladie. Parmi les variables qui ont le plus attiré l'attention des chercheurs, il y a évidemment l'âge des sujets, qui a été reconnu au fil du temps comme le principal

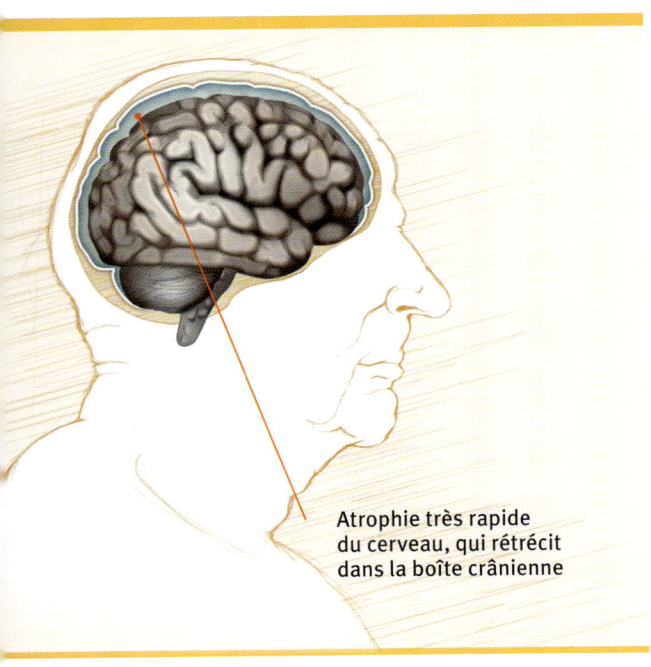

Atrophie très rapide du cerveau, qui rétrécit dans la boîte crânienne

facteur de prédisposition à la forme commune de cette maladie. On voit très rarement des gens atteints de la maladie d'Alzheimer ou de démence ayant moins d'une trentaine d'années.

Dans les décennies qui suivirent l'observation initiale du professeur Alzheimer, on découvrit qu'il y avait, dans la grande famille des patients atteints de cette maladie, un sous-groupe dont l'origine et la transmission familiale de la maladie sont extrêmement fortes.

C'est ainsi qu'aujourd'hui on estime à environ 5 % la proportion de patients Alzheimer atteints de la forme dite « purement familiale », alors que les 95 % restants sont qualifiés de cas de maladie d'Alzheimer sporadique, ou plus généralement appelée la forme commune de la maladie. Précisément à cause de ces observations préliminaires, les scientifiques du milieu du xxe siècle ont supposé qu'un pourcentage important de patients atteints de la maladie d'Alzheimer sont probablement victimes d'un facteur d'origine environnementale : par exemple, un virus, une neurotoxine, une infection bactérienne ou peut-être même un dysfonctionnement d'origine alimentaire.

Comme nous le verrons plus loin dans ce chapitre, les chercheurs de par le monde ont effectivement trouvé des preuves scientifiques qui soutiennent une contribution de chacun de ces facteurs de risque dans une forme de démence ou l'autre, mais pas dans la maladie d'Alzheimer à proprement parler.

LES FACTEURS ENVIRONNEMENTAUX

C'est dans ce contexte précis que la communauté scientifique concentra ses efforts sur l'environnement au cours de la première moitié du xxᵉ siècle. Dans les années 1950, dans la petite localité de Papua, en Nouvelle-Guinée, on découvrit une population qui semblait avoir développé de façon spontanée une maladie environnementale qui s'apparentait à un mélange des maladies de Parkinson et d'Alzheimer. Cette maladie, qu'on appela plus tard le « kuru », était particulièrement concentrée dans la petite tribu des Fores. Elle semblait se transmettre d'individu à individu par l'endocannibalisme, une pratique bannie depuis, qui consistait à manger certains organes du défunt en guise de respect (Lindenbaum, 2008). On a découvert que cette maladie du kuru appartient à la grande famille des démences virales dérivée de la maladie de Creutzfeldt-Jakob, dont la plus connue dans nos sociétés occidentales est couramment appelée la maladie de la vache folle (voir **figure 28**).

Nous savons aujourd'hui que le kuru, comme la maladie de la vache folle, se transmet par l'intermédiaire d'un vecteur tout à fait unique au monde qu'on appelle le prion. Il s'agit d'une maladie fortement contagieuse qu'on ne peut pas traiter et qui, heureusement, a presque complètement disparu. Ces observations amenèrent des scientifiques du monde entier à examiner à peu près toutes les formes connues de virus dans le sang, ainsi que dans le cerveau de personnes atteintes de la maladie d'Alzheimer, sans qu'aucun lien causal n'émerge de ces travaux. Le consensus scientifique international estime aujourd'hui que la maladie d'Alzheimer n'a pas une origine virale, même si certains symptômes s'apparentent à ceux du kuru ou des maladies de Creutzfeldt-Jakob.

Une fois l'hypothèse virale mise de côté, on vit apparaître les premières études épidémiologiques donnant à penser que certains métaux tels que le fer, le cuivre, le manganèse et même l'aluminium pourraient jouer un rôle dans l'apparition de la maladie d'Alzheimer. Pendant plus de quarante ans, des preuves scientifiques émergèrent d'un peu partout à travers le monde, suggérant timidement un rôle possible du fer et de l'aluminium à titre de facteurs de risque de la maladie d'Alzheimer. Malheureusement, pour chaque étude qui confirmait un tel lien, autant de preuves

LES DIFFÉRENTES FORMES DE LA MALADIE D'ALZHEIMER

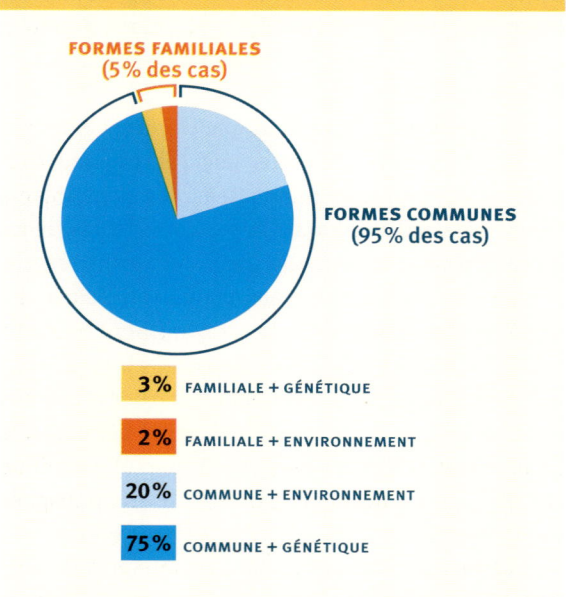

FORMES FAMILIALES
(5 % des cas)

FORMES COMMUNES
(95 % des cas)

3 % FAMILIALE + GÉNÉTIQUE

2 % FAMILIALE + ENVIRONNEMENT

20 % COMMUNE + ENVIRONNEMENT

75 % COMMUNE + GÉNÉTIQUE

FIGURE 29

contradictoires furent obtenues par diverses équipes de recherche, laissant à penser que ces métaux lourds avaient peu ou pas de rôle à jouer dans la pathologie de la maladie d'Alzheimer.

Ce n'est que vers le milieu des années 1990, par l'entremise de plusieurs conférences scientifiques internationales, que les chercheurs en sont venus à un consensus mondial. Les travaux scientifiques qui soutenaient la thèse d'un rôle des métaux lourds, et de l'aluminium en particulier, ne permettaient aucunement de conclure à un rôle possible dans la maladie d'Alzheimer, que ce soit dans l'apparition ou dans la progression de la maladie. Encore aujourd'hui on voit occasionnellement des publications qui suggèrent qu'un lien entre ces métaux et la maladie d'Alzheimer est plausible, mais aucune preuve scientifique irréfutable n'a encore été présentée.

Pour toutes ces raisons, il n'est donc pas nécessaire de se départir de ses casseroles d'aluminium, de se priver des aliments emballés dans des boîtes de conserve en aluminium, ou encore de cesser d'utiliser des déodorants (hé oui ! puisqu'ils ont comme principal ingrédient des sels d'aluminium communs).

Toujours dans l'hypothèse où un agent d'origine environnementale pourrait être à la source de la maladie d'Alzheimer, on doit mentionner l'explosion de cas de démences sévères signalés dans les provinces atlantiques du Canada au milieu des années 1980. À la surprise générale, on y vit surgir une petite épidémie de cas très lourds de déficits cognitifs graves accompagnés de pertes de mémoire.

Les patients avaient tous en commun le fait qu'ils avaient consommé dans les heures et les jours précédents

des moules fraîchement pêchées dans une région avoisi-
nante. Après enquête, on découvrit que les moules
provenaient d'une seule et unique région de pêche, où
l'on avait trouvé une prolifération anormale d'une algue
appelée la diatomée. Cette souche d'algue microscopique
avait contaminé les moules pêchées le long de la côte
Atlantique et avait relâché une neurotoxine extrêmement
pernicieuse qui pouvait passer de l'estomac au cerveau
en quelques heures à peine. Cette toxine se logeait dans la
région du cerveau appelée l'hippocampe, dont la fonction
principale est de coordonner l'encodage et le décodage
des souvenirs chez l'être humain. Cette neurotoxine était
parvenue à endommager très sérieusement les neurones
responsables de la mémoire et de l'apprentissage, et à
provoquer des symptômes qui s'apparentent à ceux de
la maladie d'Alzheimer (Doble, 1995).

Des recherches ont depuis permis de conclure que
la maladie d'Alzheimer commune n'est pas causée par
une telle toxine et qu'il n'y a aucune toxine environnementale susceptible de faire un pareil dommage. Bien
que les scientifiques n'aient pas complètement écarté
le rôle de l'environnement comme seul déclencheur de
la maladie d'Alzheimer, les données les plus récentes
laissent clairement à penser que ce qui serait à l'œuvre
dans cette maladie neurodégénérative serait plutôt de
l'ordre d'une combinaison gène-environnement.

LES FACTEURS GÉNÉTIQUES

Ces résultats de recherche nous amènent donc à
considérer le rôle possible que pourrait jouer l'histoire
familiale dans l'émergence de la forme commune, ou
sporadique, de la maladie d'Alzheimer. Nous avons

mentionné précédemment qu'il existe un sous-groupe purement génétique de la maladie qui représente environ 5 % de tous les cas d'Alzheimer connus (**figure 29**). Dans ces familles, la maladie se transmet de génération en génération de façon « dominante » ; en d'autres mots, il y a une possibilité sur deux pour chaque enfant, et cela depuis des centaines d'années. C'est dans les années 1960 qu'on réalisa que non seulement il y a des formes purement familiales de la maladie d'Alzheimer qui se transmettent au fil des générations, mais qu'il semble également exister une prédisposition génétique qui, elle aussi, se transmettrait à la descendance. En fait, l'idée émerge qu'il est possible que ce soit le risque de développer la maladie (et non pas la maladie elle-même) qui se transmettrait au fil des générations dans la forme commune de la maladie. Dans ce modèle de maladie, ce serait la combinaison d'un facteur de risque génétique se transmettant dans la famille et mis en présence de certains facteurs environnementaux déclencheurs (qu'on pense à l'obésité, à des taux de cholestérol élevés, etc.) qui, ensemble, pourraient activer le processus pathologique qui mène éventuellement à l'apparition de la maladie d'Alzheimer. On appelle cette hypothèse étiologique de la maladie d'Alzheimer « l'hypothèse écogénétique ». C'est par des études sur des groupes de jumeaux identiques ou non que les chercheurs sont parvenus à doser précisément l'importance que pourrait jouer la génétique dans l'apparition de la maladie d'Alzheimer de type commun.

Jusqu'au début des années 1990, on estimait que la contribution génétique à la maladie d'Alzheimer se situait quelque part entre 25 et 80 % du risque encouru (**figure 29**). Or, dans les années 2000, cette série d'études de très grande envergure et à laquelle ont participé des milliers de paires de jumeaux a permis de mieux cibler le degré de risque génétique à environ 70 à 80 % (Gatz et coll., 2006). Il est aujourd'hui clair que bien que nous parlions de la forme commune, et non familiale, de la maladie d'Alzheimer, la génétique y joue un rôle prépondérant. C'est l'étude de l'interaction de ces facteurs génétiques prédisposant et d'un environnement à risque qui permettra d'ici quelques années de mieux cerner les causes précises des différentes formes de la maladie d'Alzheimer. La communauté scientifique discute de plus en plus des « formes diverses » de maladie d'Alzheimer sporadique, ou commune.

Pour mieux comprendre la contribution de la génétique et de l'environnement dans le développement

GÈNES IMPLIQUÉS DANS LA FORME FAMILIALE DE LA MALADIE D'ALZHEIMER

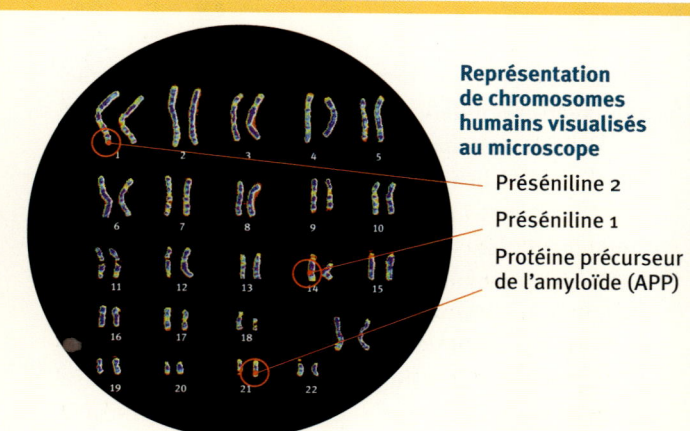

Représentation de chromosomes humains visualisés au microscope

Préséniline 2

Préséniline 1

Protéine précurseur de l'amyloïde (APP)

FIGURE 30

de la maladie d'Alzheimer, nous allons examiner individuellement la contribution de chacun de ces deux facteurs de risque dans l'apparition et la propagation de la maladie à ses différentes phases de déficits.

LA GÉNÉTIQUE ET LA FORME COMMUNE DE LA MALADIE D'ALZHEIMER

Comme on l'a brièvement vu précédemment, la maladie d'Alzheimer se subdivise en deux entités majeures bien distinctes : les formes dites « purement familiales », qui se transmettent de génération en génération en affectant 50 % des enfants, et la forme commune, qui frappe un peu au hasard dans la population.

Les gens atteints d'une forme familiale pure transmettent le facteur responsable de la maladie à 50 % de la fratrie d'une génération donnée, et cela sans qu'il y ait possibilité de stopper ou de prévenir la maladie. Ces formes génétiques familiales sont généralement plus agressives, ayant une progression très rapide. La forme familiale précoce cible les patients alors qu'ils sont encore relativement jeunes, c'est-à-dire qu'elle se manifeste à un âge qui se situe généralement entre trente et cinquante-cinq ans. Il existe aussi une forme familiale génétiquement transmissible qui se manifeste après soixante-cinq ans. Cette forme, qui est un peu plus fréquente dans la population, excède rarement 3 ou 4 % des cas Alzheimer en Occident. En revanche, contrairement à la forme familiale précoce, les scientifiques n'ont pas encore découvert les causes formelles ou les gènes expliquant ce sous-groupe de patients. On a toutefois déterminé un certain nombre de facteurs de risque génétiques qui ressemblent à des facteurs de risque

FORMATION DES PLAQUES AMYLOÏDIENNES

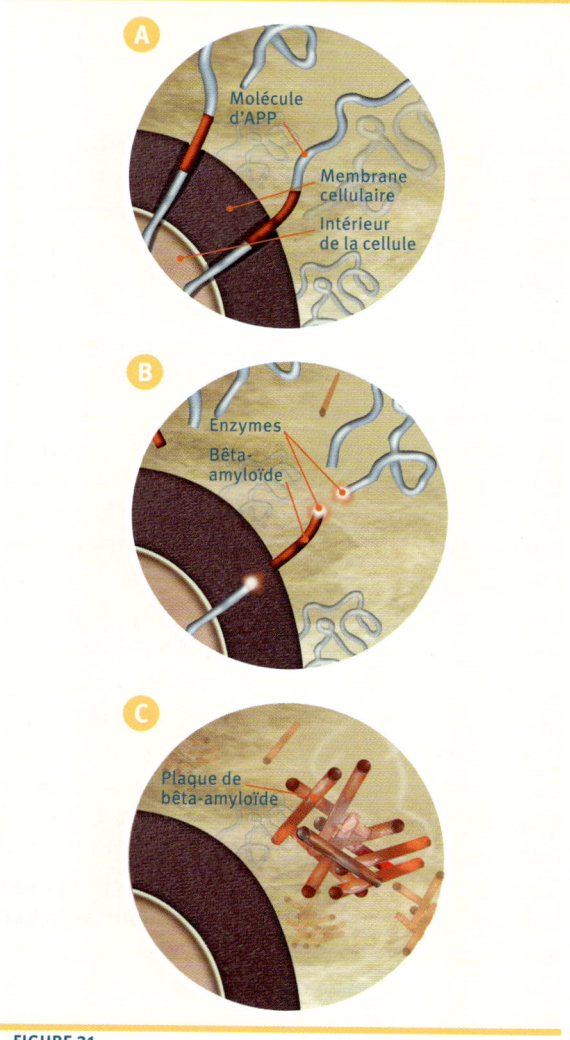

FIGURE 31

normalement associés aux maladies cardiovasculaires. Nous étudierons ces facteurs vasculaires un peu plus en détail dans la section sur la forme commune de la maladie d'Alzheimer.

Pour revenir à la forme familiale précoce, plusieurs groupes de chercheurs, dont certains œuvrent au Canada et en France, ont découvert au cours des vingt dernières années trois gènes défectueux situés sur les chromosomes 1, 14 et 21 (St George-Hyslop, 2000) **(figure 30)**. Un patient ou une patiente né avec l'une de ces anomalies génétiques (une perte ou un gain de matériel génétique) ne pourra échapper à cette bombe à retardement, car il s'agit bien de gènes responsables de la maladie, et pas simplement de facteurs qui en augmentent le risque. La découverte de ces causes génétiques de la maladie d'Alzheimer a permis, au cours des deux dernières décennies, de mieux comprendre les processus biologique et pathologique en jeu dans le développement de la maladie d'Alzheimer dans sa forme la plus extrême et agressive. Par contre, il faut bien comprendre que ces travaux de recherche scientifique fondamentale ne s'appliquent qu'au groupe limité des patients atteints de cette forme de la maladie. La forme commune, qu'on appelle aussi « sporadique », évolue de façon relativement différente et implique des facteurs de risque génétiques différents, comparativement à la forme agressive et typiquement familiale.

On peut donc parler de deux maladies d'Alzheimer distinctes qui ont une symptomatologie semblable mais qui affichent plusieurs différences notables. Cela dit, il est évident que la façon dont le cerveau réagit à la perte des cellules neuronales associées à la mémoire et à l'apprentissage reste assez similaire dans ces deux formes de la maladie. Ce constat permet de concevoir de nouvelles approches thérapeutiques et de nouveaux médicaments qu'il aurait été impossible de mettre au point sans les découvertes faites chez les patients atteints d'une forme agressive familiale de la maladie. L'étude des processus biologiques de ces formes familiales a permis d'apprendre que les « plaques séniles » décrites par le professeur Alzheimer étaient en fait des résidus agglomérés d'une molécule qu'on appelle aujourd'hui le précurseur de la protéine amyloïde, une des protéines directement en cause dans la forme familiale précoce et agressive. Cette protéine, qui par un processus assez

PRÉSÉNILINE ET PROTÉINE PRÉCURSEUR DE L'AMYLOÏDE (APP) DANS LA MEMBRANE CELLULAIRE

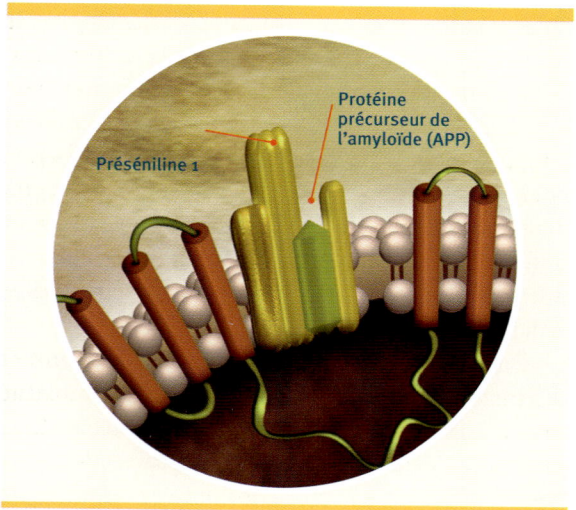

FIGURE 32

complexe se voit morcelée au fil des ans, développe progressivement des propriétés toxiques pour le cerveau vieillissant (voir **figure 31**). Ces fragments de protéine amyloïde se polymérisent lentement, un peu à la manière du polyuréthane dans le plastique, et s'accumulent pendant des années et même des décennies dans le cerveau. La formation de ces amas précède généralement l'apparition des premiers symptômes de la maladie d'Alzheimer. Ces observations laissent à penser que le cerveau exposé à ces résidus toxiques au fil des ans amalgame ces molécules toxiques sous forme de grosses masses compactes, celles que le professeur Alzheimer avait décrites comme des plaques séniles plus ou moins sphériques.

Les chercheurs ont aussi découvert au cours des dernières années que ce n'est pas tant la polymérisation de cette protéine toxique qui semble poser problème, mais plutôt une production exagérée des fragments toxiques de l'amyloïde. Cette surproduction serait responsable de la mort des cellules cérébrales liées aux anomalies génétiques découvertes dans les trois gènes familiaux invoqués précédemment, c'est-à-dire le gène du précurseur de la protéine amyloïde, celui de la préséniline 1 et enfin celui de la préséniline 2 (**figure 32**).

Toutefois, le mécanisme précis par lequel la protéine amyloïde intoxiquerait les cellules du cerveau demeure plutôt vague. On a longtemps pensé que c'était les grosses sphères d'amyloïde qui étaient à la source de cette toxicité. Or, les découvertes scientifiques récentes laissent plutôt croire que la production des plaques amyloïdes par le cerveau représente en fait un moyen d'autodéfense. En réalité, le cerveau cherche plutôt à isoler et à immobiliser les dépôts d'amyloïde pour les mettre hors circuit le plus longtemps possible.

Cette nouvelle façon d'interpréter la pathophysiologie de la maladie rejette l'idée que ces fameuses plaques soient la cause principale de la maladie. Elles constitueraient plutôt un moyen de défense efficace visant à neutraliser le potentiel toxique des plaques.

Aujourd'hui, de nombreuses équipes de recherche à travers le monde tentent de déterminer si la protéine amyloïde, ou certains de ses fragments, ne serait pas en fait directement responsable de la mort cellulaire. Selon cette hypothèse, les sphères amyloïdes qui parsèment le cerveau des patients atteints de la maladie d'Alzheimer, et aussi celui de gens âgés qui n'ont pas d'atteinte sérieuse de la mémoire, ne seraient pas, elles, responsables de la mort cellulaire.

DÉSINTÉGRATION DES MICROTUBULES NEURONAUX

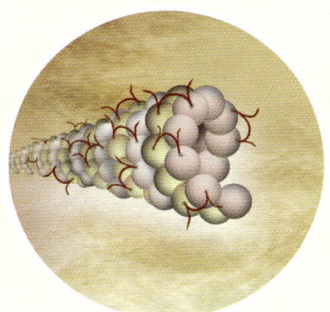

**Microtubule intact
(dans sa forme naturelle)**

FIGURE 33

Dans le rapport préliminaire du professeur Alzheimer sur les marqueurs biologiques de la maladie, on note une réflexion sur le rôle possible de ce qu'on appelle en français les enchevêtrements neurofibrillaires (EN). Ces EN sont très présents et distribués un peu partout dans le cerveau des patients Alzheimer. Des études génétiques récentes effectuées en Europe et en Amérique ont permis d'identifier, sans l'ombre d'un doute, des anomalies dans le gène de la protéine tau qui, à l'instar de l'amyloïde, a aussi tendance à se polymériser pour former de longs rubans à l'intérieur des neurones cérébraux. Ce sont ces amas de protéines tau polymérisées qu'on appelle les enchevêtrements fibrillaires. La fonction normale des protéines tau consiste à maintenir l'intégrité de la structure intracellulaire des neurones. Il a été démontré que cette composante structurale se dégrade progressivement

T POLYMÉRISATION DES PROTÉINES TAU PHOSPHORYLÉES

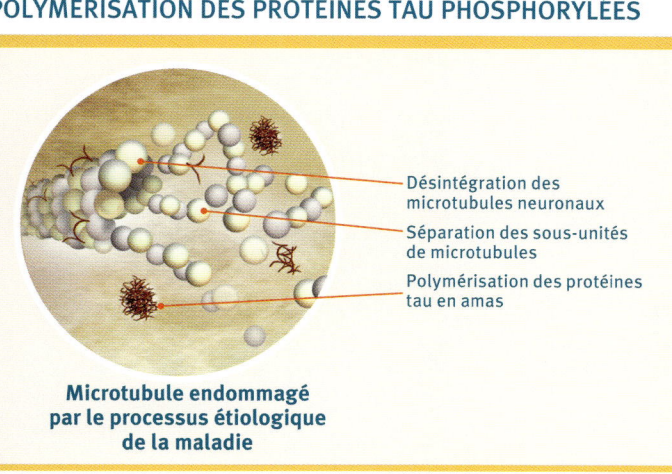

Désintégration des microtubules neuronaux

Séparation des sous-unités de microtubules

Polymérisation des protéines tau en amas

Microtubule endommagé par le processus étiologique de la maladie

LES VINGT-CINQ GÈNES LES PLUS IMPORTANTS IDENTIFIÉS À CE JOUR COMME FACTEURS DE RISQUE DANS LA MALADIE D'ALZHEIMER

Rang	Abréviation	Nom du gène	Pathologies associées
1	APOE E4	Apolipoprotéine E	Risque maladies cardiaques/cholestérol
2	APOJ	Apolipoprotéine J	Risque maladies cardiaques/cholestérol
3	PICALM	Protéine d'assemblage des clathrines dépendante du phosphatidylinositol	Cancer
4	EXOC3L2	Protéine homologue de type 2 associée au complexe d'exocytose de type 3	Inconnu
5	BIN1	Protéine liante d'intégrateur de type 1	Cancer/maladies myopathiques
6	CR3	Récepteur du complément de type 1	Maladies immunitaires
7	LDLR-11	Récepteur des LDL de type 11	Risque maladies cardiaques/cholestérol
8	GWA_14Q32.13	Inconnu	Inconnu
9	TNK1	Tyrosine kinase de type 1	Développement embryonnaire
10	IL8	Interleukine 8	Maladies inflammatoires
11	LDLR	Récepteur des LDL	Maladies cardiaques/cholestérol
12	CST3	Cystatine C1	Risque maladies cardiaques/rénales
13	hCG2039140	hCG2039140	Inconnu
14	CHRNB2	Récepteur nicotinique de type bêta 2	Épilepsie
15	SORCS1	Récepteur de la protéine de triage vacuolaire de type 10	Cancer/maladies cardiaques
16	TNF	Facteur de nécrose tumorale	Maladies inflammatoires/cancer
17	CCR2	Récepteur des chémokines de type 2	Maladies inflammatoires
18	ACE	Enzyme de conversion de l'angiotensine	Maladies cardiaques/hypertension
19	DAPK1	Protéine kinase associée à la mort cellulaire de type 1	Cancer, développement embryonnaire
20	GAB2	Protéine de type 2 liée au peptide de type 2 conjugué au récepteur du facteur de croissance	Cancer, développement embryonnaire
21	TF	Transferrine	Formation des cellules sanguines
22	PCDH11X	Inconnu	Inconnu
23	MTHFR	Methylènetetrahydrofolate réductase	Cancer
24	LOC651924	Inconnu	Inconnu
25	OTC	Ornithine carbamoyltransférase	Déficits neurologiques multiples

FIGURE 34

au fur et à mesure que les protéines tau quittent la cytoarchitecture pour s'isoler dans des enchevêtrements fibrillaires.

Toutefois, il est à noter que ces formes familiales de la maladie, caractérisées par des anomalies dans le gène de la protéine tau, donnent naissance à un type de démence qu'on appelle frontotemporale, par opposition à la forme commune de la maladie d'Alzheimer. Ce sont en réalité deux maladies bien distinctes l'une de l'autre, même s'il y a un certain chevauchement sur le plan des symptômes, entre autres quant à la perte de mémoire et à la détérioration progressive du jugement. Comme c'est le cas pour les formes précoces de la maladie d'Alzheimer familiale, la forme génétique de la démence frontotemporale est plutôt rare en Occident.

Cela amène maintenant à examiner le groupe principal des sujets atteints de la maladie d'Alzheimer, celle qu'on appelle la forme sporadique, qui représente plus de 95 % de tous les cas d'Alzheimer rapportés à travers le monde. Jusqu'à ce jour, les scientifiques ont été incapables de dépister un gène responsable de la forme commune, ou sporadique, de la maladie d'Alzheimer. Par contre, notre propre équipe de recherche et plusieurs autres à travers le monde ont décelé des centaines de gènes différents qui sont porteurs de variations génétiques qu'on retrouve communément dans les populations nord-américaine et européenne (**figure 34**). C'est la présence de ces anomalies génétiques qui augmente significativement le risque de développer la maladie d'Alzheimer. Certains individus sont porteurs d'un seul facteur de risque, alors que d'autres sont porteurs d'une combinaison multiple.

Examinons un peu les quatre gènes principaux qui ont été détectés et associés à la forme commune de la maladie d'Alzheimer. Ces variantes génétiques sont perçues aujourd'hui comme étant les principaux joueurs dans la détermination du taux de risque génétique de la maladie.

Le premier gène et sans doute le plus important à avoir été découvert est le facteur de risque appelé apolipoprotéine E de type E4. Initialement découvert par une équipe de chercheurs de la Caroline du Nord chez des patients atteints de la forme familiale de la maladie, ce gène fut reconnu indépendamment à la même époque par une équipe de Montréal comme étant le principal facteur de risque génétique en cause dans la forme dite « commune » de la maladie d'Alzheimer (Poirier et coll.,

L'APOLIPOPROTÉINE E : UN TRANSPORTEUR DE CHOLESTÉROL ET DE GRAISSE DANS LE CERVEAU

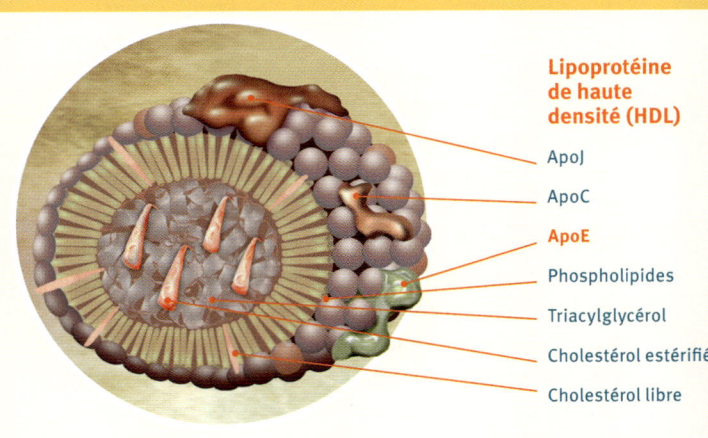

Lipoprotéine de haute densité (HDL)

ApoJ

ApoC

ApoE

Phospholipides

Triacylglycérol

Cholestérol estérifié

Cholestérol libre

FIGURE 35

116

1993). Cette découverte effectuée en 1993 allait s'avérer cruciale dans les années qui suivirent. Il est intéressant de noter que cette découverte fut accueillie avec un certain scepticisme par la communauté scientifique de l'époque. Au moment de la publication du rapport, il était bien connu que l'apolipoprotéine E4 (apoE4) avait un rôle important à jouer dans le système cardiovasculaire sur le plan du transport et de la distribution du cholestérol sanguin (**figure 35**).

Plusieurs chercheurs imaginaient mal, à cette époque, comment un transporteur de cholestérol sanguin pouvait jouer un rôle si prédominant dans une maladie qui semblait presque exclusivement restreinte au cerveau. C'est au cours des mois suivants que la situation devint plus claire et que la découverte prit finalement tout son sens, alors qu'on apprenait le fait que le cerveau est l'organe le plus riche du corps en cholestérol. Dans les années qui suivirent, notre équipe a découvert que le nombre de copies du gène défectueux apoE4 qu'un individu hérite de ses deux parents à la naissance a un impact important sur l'âge auquel se manifeste la maladie d'Alzheimer et sur sa progression. C'est ainsi que l'équipe montréalaise détermina avec précision que les gens qui sont porteurs de deux copies de l'apoE4 (une copie provenant de chacun des deux parents) voient le risque d'être atteints de la maladie d'Alzheimer excéder 90 %. De plus, contrairement aux personnes qui ont la maladie d'Alzheimer en l'absence du gène apoE4, les gens nés avec deux copies du gène apoE4 voient généralement la maladie se manifester entre soixante-deux et soixante-huit ans. Au cours des dernières années, les chercheurs ont en effet découvert que les gens âgés qui montrent des déficits cognitifs légers et qui sont malheureusement porteurs de deux copies de l'apoE4 voient leur déficit cognitif progresser à un rythme extrêmement rapide, causant l'apparition de la maladie d'Alzheimer dans la soixantaine plutôt que vers l'âge moyen usuel de soixante-quinze ans.

En d'autres termes, bien que le gène de l'apolipoprotéine E4 ne soit pas une cause formelle de la maladie sporadique d'Alzheimer, il a un impact extrêmement important sur l'âge auquel se manifeste la maladie, sur la vitesse de sa progression et, malheureusement, sur l'apparition précoce des symptômes de la maladie d'Alzheimer (Leduc et coll., 2010).

D'un point de vue biologique, les scientifiques ont aussi découvert que la nature même de l'apolipoprotéine E héritée de nos parents conditionne la vitesse à laquelle notre cerveau accumulera les plaques séniles qui sont si caractéristiques de la pathologie décrite à l'origine par le professeur Alzheimer.

Parmi les gènes qui ont bénéficié d'un intérêt accru ces dernières années, on note que le partenaire biologique de l'apolipoprotéine E, soit l'apolipoprotéine J, est devenu officiellement, en 2009, le deuxième de ces nouveaux facteurs de risque de la maladie d'Alzheimer dite « sporadique » (Lambert et coll., 2009). Cette découverte importante effectuée par un groupe de chercheurs de l'Institut Pasteur à Lille, a permis de dépister un troisième joueur tout aussi important qui, lui, fait partie intégrante de notre système immunitaire. Ce gène appelé « récepteur du complément de type 1 » permet au cerveau de mieux contrôler les dommages collatéraux causés par l'activation exagérée du système immunitaire en réponse au dommage causé à nos cellules cérébrales durant le processus normal de vieillissement ou à la suite de dégâts causés par une maladie neurodégénérative ou par un accident vasculaire cérébral.

Finalement, il y a le gène de la butyrylcholines-térase, dont la protéine gère normalement de façon très efficace la production et la dégradation de certains neurotransmetteurs en cause dans la mémoire et l'apprentissage. Nous savons que, dans la plupart des sociétés développées, environ 4 % des gens sont porteurs d'une variation génétique appelée « K », en l'honneur du professeur Werner Kalow, de l'Université de Toronto, au Canada. Or, il semble que plus de 30 % des gens atteints de la maladie sporadique d'Alzheimer sont porteurs de cette variante anormale.

La présence de cette dernière anomalie accélère l'apparition de l'Alzheimer chez les gens qui souffrent de déficits cognitifs légers, et tout comme pour l'apoE4, la présence de la variante K catalyse l'accumulation des plaques amyloïdes dans le cerveau des personnes porteuses de l'anomalie. Cette variante a aussi un impact notable sur la vitesse de progression de diffé-rentes formes de démence, telles que les démences de type Alzheimer, de type à corps de Lewy ou de type parkinsonien. Bref, bien qu'elle ne soit pas un agent causal de la maladie, la variante anormale K affecterait grandement la conversion vers la maladie d'Alzheimer et la progression de celle-ci.

Récemment, notre équipe de chercheurs établie à Montréal ainsi que d'autres groupes de recherche basés en Europe et aux États-Unis ont découvert que la variante K de la butyrylcholinestérase compromet grandement la qualité de la réponse thérapeutique aux médicaments communément utilisés pour traiter la maladie d'Alzheimer. En d'autres termes, les patients porteurs de la variante K ne répondent que modérément à certains médicaments antidémence, alors que les autres patients qui ne sont pas porteurs de la variante K montrent une réponse thérapeutique nettement supérieure lorsqu'ils sont traités avec les autres agents antidémence.

Comme nous l'avons mentionné précédemment, il existe plusieurs centaines de gènes porteurs de variations génétiques qui ont été associés de très près ou de loin au risque d'être atteint de la maladie d'Alzheimer. Mais contrairement à l'apoJ, à la butyrylcholinestérase et au récepteur du complément de type 1, l'association de ces gènes défectueux avec la forme commune de la maladie n'a pas été répétée de façon convaincante chez toutes les populations humaines qui ont été étudiées à travers le monde. Ce qui laisse à penser qu'un nombre très important de facteurs de risque génétiques sont à l'œuvre un peu partout dans les différentes sociétés. Ils obéissent à des combinaisons particulières qui sont peut-être uniques à certains groupes ethniques ou à certaines populations du globe.

Des travaux de recherche sont en cours dans les plus grands laboratoires de génétique pour combiner les échantillons génétiques. Les résultats des observations annuelles ont été amassés au cours de la dernière décennie à travers le monde entier. L'objectif ultime est d'accumuler des dizaines de milliers d'échantillons de façon à optimiser ce qui pourrait devenir le premier

Enchevêtrements neurofibrillai
caractéristiques de la maladie d'Alzhein

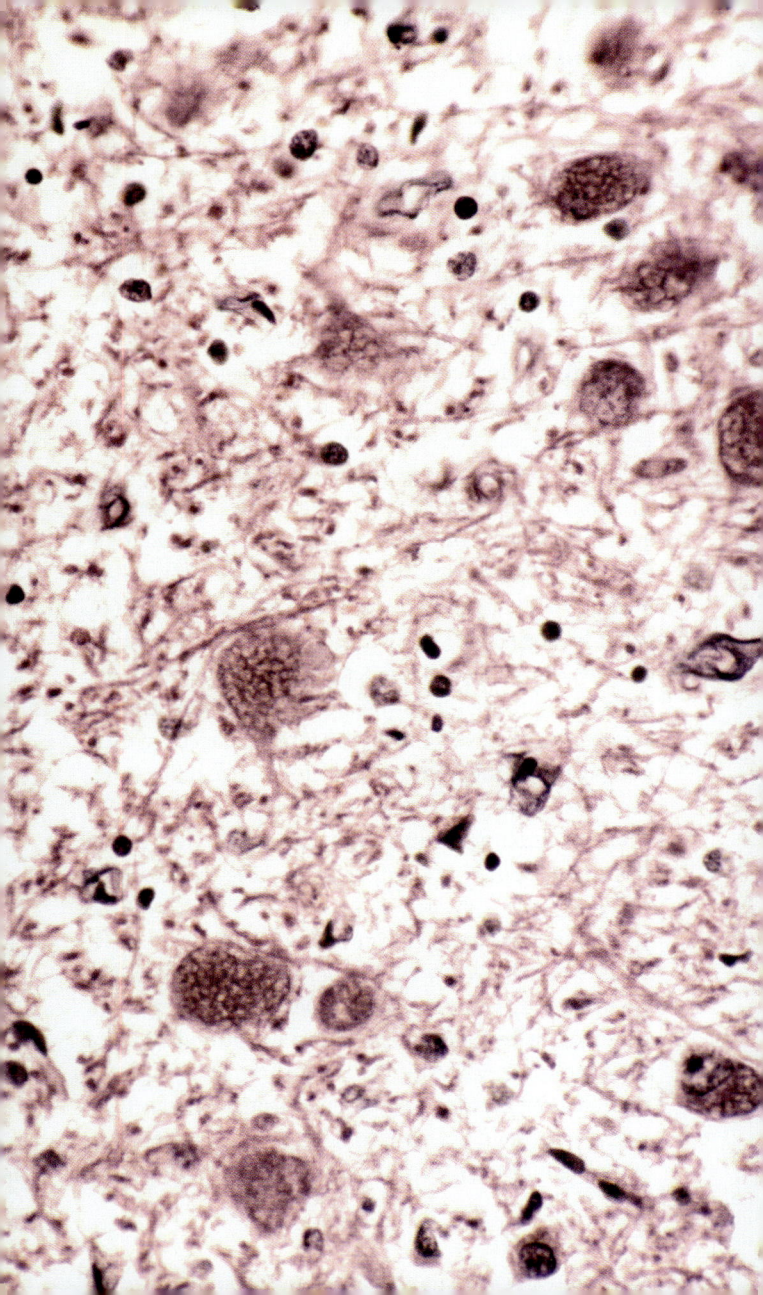

test génétique qui permettrait de déterminer, avec un degré de précision jamais égalé, le taux de risque qu'un individu possède à la naissance de développer la maladie d'Alzheimer un jour.

LES CONSIDÉRATIONS ÉTHIQUES DE LA GÉNÉTIQUE

Dans le cadre de conférences publiques prononcées par l'un ou l'autre des auteurs de ce livre au fil des années, nous avons souvent été questionnés au sujet des tests génétiques liés aux formes familiales et sporadiques de la maladie d'Alzheimer. Dans le cas des tests génétiques liés aux formes familiales précoces et agressives, il existe au Canada, aux États-Unis et en Europe des centres spécialisés qui peuvent effectuer ces tests génétiques dans le cadre de projets de recherche de longue durée. Cependant, comme c'est le cas pour tous les tests génétiques liés à des maladies mortelles, nous décourageons formellement le recours à ces tests sans un encadrement très serré du patient par des médecins spécialistes de la maladie et un conseiller spécialisé en génétique (*genetic counselling*). La situation serait tout autre si nous avions un traitement efficace qui pourrait stopper la maladie ou même la prévenir.

Pour ce qui est de la forme sporadique de la maladie et des tests sur l'apoE4, la butyrylcholinestérase, l'apoJ et le récepteur du complément de type 1 (CD1), la situation est encore plus dissuasive. Nous n'encourageons pas l'utilisation de ces tests génétiques hors d'un environnement de recherches médicales contrôlées. Même dans cette situation, il est fort probable que les chercheurs choisissent de ne pas divulguer les résultats des tests génétiques aux participants d'une étude scientifique. Les raisons sont à la fois simples et multiples. La première est plutôt d'ordre éthique : on ne peut divulguer les résultats d'un test biologique si la précision du test n'est pas d'au moins 99 %. Or, comme nous l'avons vu précédemment avec l'apoE4, dont les risques avoisinent 90 % pour les porteurs d'une double copie du E4, cela signifie qu'il y a une marge d'erreur de près de 10 % pour le diagnostic de la maladie d'Alzheimer. Cette situation s'applique aussi aux tests biologiques mesurant les taux cérébraux d'amyloïde et de protéine tau circulantes. Bien que les premiers résultats scientifiques soient très encourageants sur le plan diagnostique, on ne pourra pas utiliser ces marqueurs biologiques dans la pratique courante de la médecine tant que la spécificité et la précision de ces tests dans de grands groupes de patients à travers le monde n'auront pas été validées complètement.

Le deuxième aspect éthique a déjà été discuté précédemment ; il s'agit de l'absence de traitement curatif ou préventif de la maladie. En termes simples, ce serait un peu comme annoncer une condamnation à mort à un innocent sans qu'il ait la possibilité d'échapper à son sort. Le troisième argument en défaveur de l'utilisation des tests génétiques (ou biologiques expérimentaux) dans le diagnostic de la maladie d'Alzheimer aujourd'hui est d'ordre légal. Les lois existantes au Canada et en France, bien qu'elles offrent une certaine protection contre la discrimination, n'ont pas l'efficacité et la sévérité des lois américaines fédérales et d'États concernant l'utilisation de l'information génétique par une tierce partie. Il est clair que non seulement l'information génétique doit être fortement encadrée contre toute forme de manipulation, mais encore que les employeurs, les assureurs et même les gouvernements ne doivent pas utiliser ces renseignements à des fins discriminatoires, qu'elles soient positives ou négatives. Il y a eu un certain progrès à ce propos ces dernières années en Europe, mais il reste encore beaucoup de chemin à parcourir au Canada.

C'est donc pour toutes ces raisons (et plusieurs autres) que nous nous prononçons formellement contre l'utilisation à grande échelle de tests génétiques partiels dans le contexte de la maladie d'Alzheimer. Il est fort probable que la situation changera d'ici cinq à dix ans grâce à l'introduction de médicaments qui seront conçus pour traiter des sous-groupes distincts de patients Alzheimer. D'ici là, il est à espérer que nous saurons faire des progrès importants, tant sur le plan législatif que sur celui de la fiabilité des tests génétiques.

En résumé

Cent ans de recherche sur les causes possibles de la maladie d'Alzheimer

Selon des études effectuées avec des jumeaux, la contribution génétique à la maladie d'Alzheimer est de l'ordre de 70 à 80 %. Contrairement à d'autres formes de démence, ni les métaux ni les virus ne jouent de rôle dans la maladie d'Alzheimer. Il existe une forme agressive familiale de la maladie qui est associée à un âge précoce et pour laquelle on a identifié trois gènes responsables. Le principal gène en cause dans la forme commune de la maladie d'Alzheimer est appelé l'apolipoprotéine E. C'est un joueur clé dans le transport du cholestérol et des graisses dans le sang et le cerveau humains. Parmi les autres facteurs génétiques détectés comme étant liés à la maladie d'Alzheimer, on compte un nombre important de protéines jouant un rôle dans la régulation du cholestérol et des graisses.

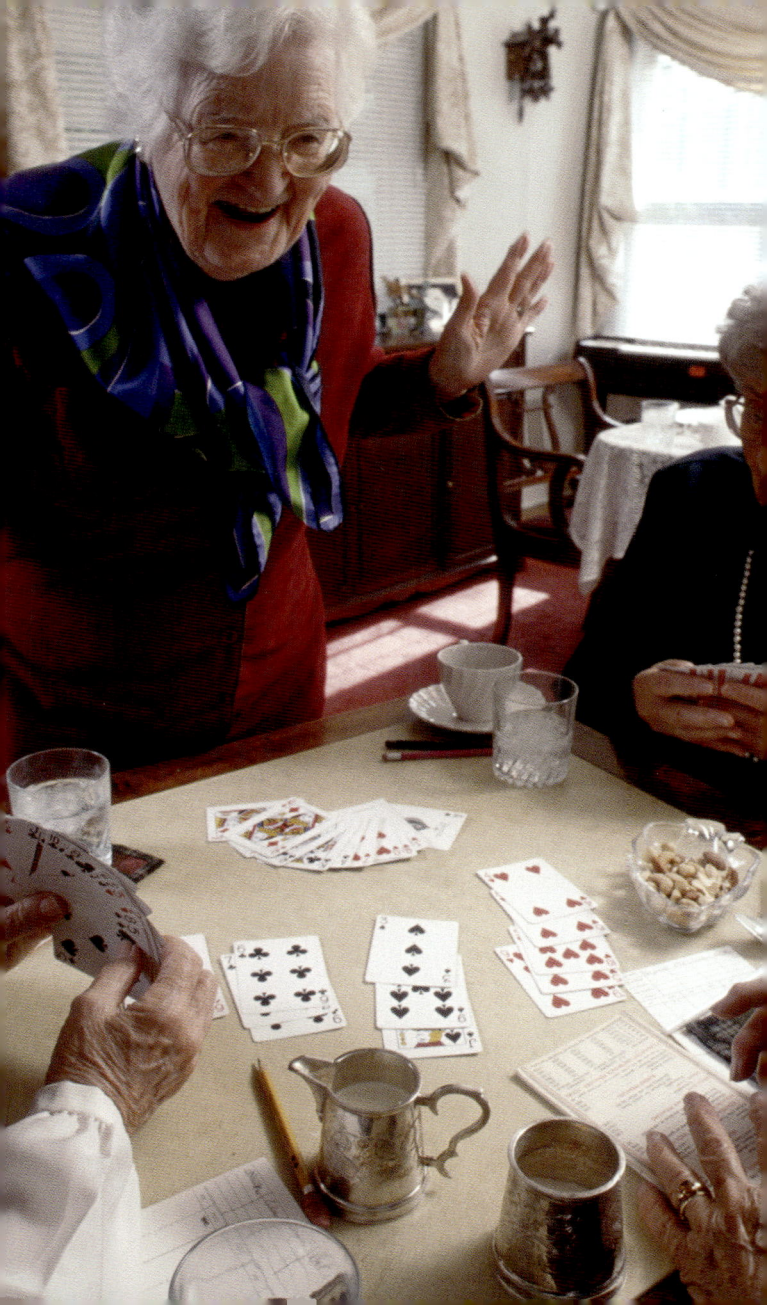

CHAPITRE 7

Les facteurs usuels de risque et de protection

Depuis plusieurs décennies, les chercheurs ont utilisé avec succès les outils de l'épidémiologie pour dépister, dans de grands pans de la population humaine, des facteurs environnementaux ou intrinsèques propres à un groupe donné et susceptibles d'augmenter ou de diminuer les risques de voir apparaître la maladie d'Alzheimer. Le plus important de ces facteurs de risque présents dans toutes les grandes sociétés du monde est sans conteste l'âge du sujet. Vient ensuite ce que l'on appelle de manière générale l'histoire familiale. Par exemple, on sait depuis plus de trente ans qu'une personne qui a dans sa famille proche un parent ou un grand-parent ayant souffert de la maladie d'Alzheimer voit automatiquement doubler son risque d'être elle aussi atteinte de la maladie (Breitner et Folstein, 1984). La raison en est fort simple, comme nous l'avons vu précédemment : des gènes défectueux sont directement responsables des formes familiales pures, alors que des facteurs de risque génétiques sont quant à eux directement responsables de l'importante augmentation du taux de risque d'être atteint de la forme commune de la maladie d'Alzheimer. Dans la grande famille des facteurs de risque de la maladie d'Alzheimer (Castellani et coll., 2010), il y a aussi la présence :

- d'une histoire familiale de syndrome de Down (mongolisme) ;
- d'une histoire personnelle d'hypertension non traitée dans la quarantaine ou la cinquantaine ;
- d'une histoire personnelle de cholestérol sanguin élevé, aussi dans la quarantaine ou la cinquantaine ;
- d'une histoire personnelle de diabète ou de syndrome métabolique ;
- d'une histoire personnelle d'obésité avec ou sans apnées du sommeil ;
- d'une éducation inférieure à douze années de scolarité ;
- d'une histoire de traumatisme(s) crânien(s).

Plusieurs de ces facteurs de risque Alzheimer sont aussi fortement associés au risque d'avoir une maladie cardiovasculaire. Dans la plupart des cas, il s'avère que le recours à des médicaments ou à des régimes spécifiques permet de réduire significativement les risques associés à la maladie d'Alzheimer.

De l'avis de plusieurs scientifiques, la nature même de ces facteurs de risque cardiovasculaires et Alzheimer expliquerait en bonne partie le déséquilibre observé quant à la prévalence de la maladie chez les hommes et les femmes. Comme nous l'avons vu précédemment, les deux tiers des personnes souffrant d'Alzheimer sont des femmes, alors que les deux tiers des gens atteints de maladies cardiovasculaires sont des hommes. Les recherches récentes laissent croire que, bien que plusieurs des facteurs de risque soient liés aux deux maladies, le système cardiovasculaire est principalement affecté chez les hommes dans la quarantaine et la cinquantaine, alors que les femmes franchissent plus facilement cette période de risques cardiovasculaires, grâce en partie à la présence d'estrogène et d'hormones semblables. Il s'ensuit qu'une deuxième maladie sensible aux mêmes facteurs de risque attend les femmes de soixante-cinq à soixante-quinze ans. Les hommes sont moins nombreux à cette période de la vie pour la simple raison qu'une partie importante des sujets mâles porteurs de facteurs de risque sont décédés de maladies cardiovasculaires dans les décennies précédentes.

La bonne nouvelle est que, avec des outils de traitement communément utilisés dans les maladies cardiaques, on peut contrôler en amont les facteurs de risque de ces deux maladies et réduire la contribution des facteurs de risque cardiovasculaires chez les personnes susceptibles d'avoir la maladie d'Alzheimer un jour. Il ne s'agit pas seulement de la prise de médicaments, mais de choses aussi simples que de faire de l'exercice deux ou trois fois par semaine, d'avoir une alimentation saine, faible en gras d'origine animale, riche en gras insaturé comme celui qu'on trouve dans les poissons, et riche en fibres et en légumes, comme c'est le cas dans le régime méditerranéen. Nous discuterons plus loin et en détail des facteurs de protection et des régimes qui ont été scientifiquement validés par les chercheurs.

L'ÉDUCATION ET LA MALADIE D'ALZHEIMER

Le degré de scolarisation semble jouer un rôle important dans le risque de développer la maladie d'Alzheimer. Les personnes ayant une scolarité de douze années ou moins ont un risque plus élevé d'être atteintes de la maladie (Katzman, 1993). De la même manière, une scolarisation plus importante aurait pour effet de retarder l'apparition des premiers troubles de la mémoire. Une étude suédoise récente sur des jumeaux dont l'un est malade a permis de souligner que l'activité intellectuelle plus tôt dans la vie aurait une influence sur l'apparition de la maladie. Exploitant les données de la très large enquête PAQUID (Amieva et coll., 2005), des chercheurs français ont également pu mettre en évidence cette influence de l'activité intellectuelle précoce et le vieillissement cognitif après soixante-cinq ans. En revanche, les données scientifiques indiquent que les occupations à l'âge adulte ne semblent pas jouer un rôle déterminant sur le taux de risque de développer la maladie d'Alzheimer, contrairement aux activités intellectuelles pratiquées durant l'enfance et l'adolescence.

L'explication proposée suggère que l'éducation soutenue pendant de nombreuses années sollicite beaucoup le cerveau et crée une forme de protection efficace contre les effets dommageables de la maladie d'Alzheimer. C'est que ces cerveaux sont plus à même de compenser les dégâts causés par le processus neuro-dégénératif, ce qui leur permet de rester en fonction malgré les dégâts subis. On appelle cette explication la « théorie des réserves synaptiques » (ou la « réserve cognitive »), c'est-à-dire qu'un cerveau stimulé par une activité cérébrale soutenue au cours des années crée

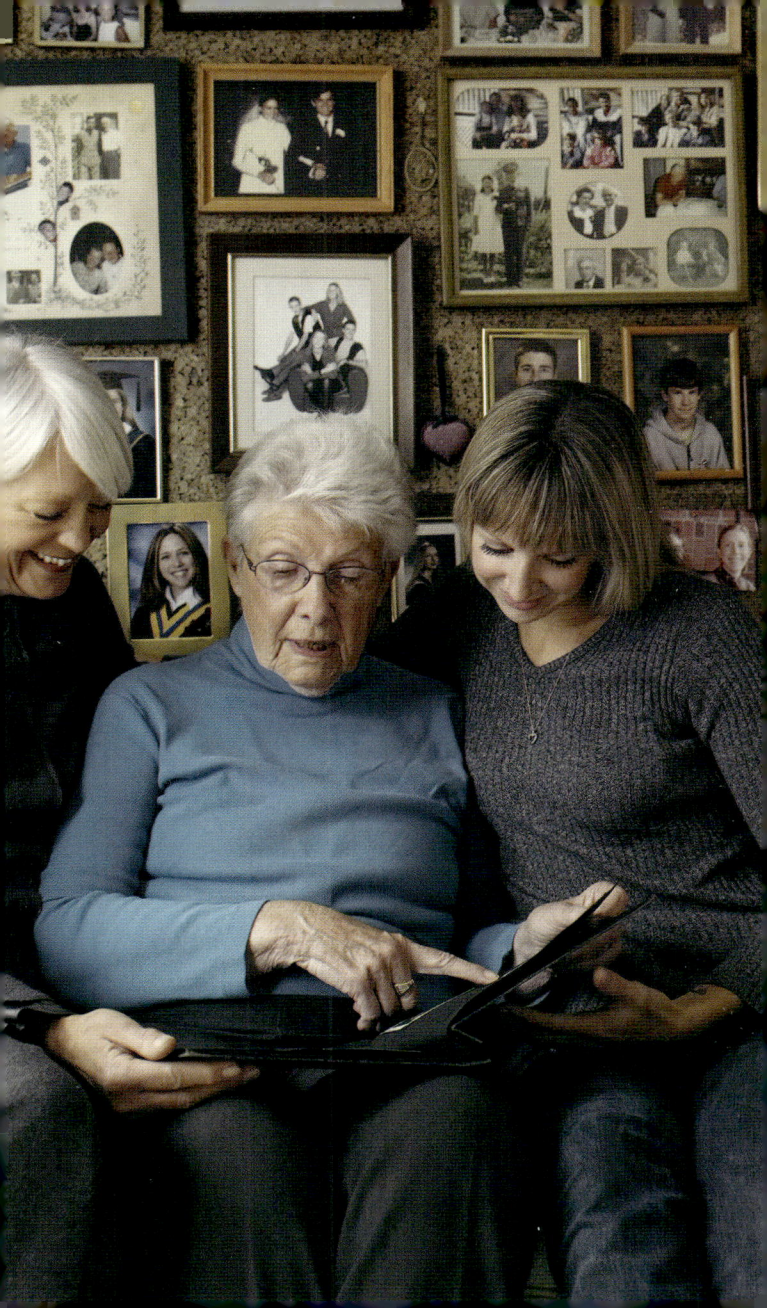

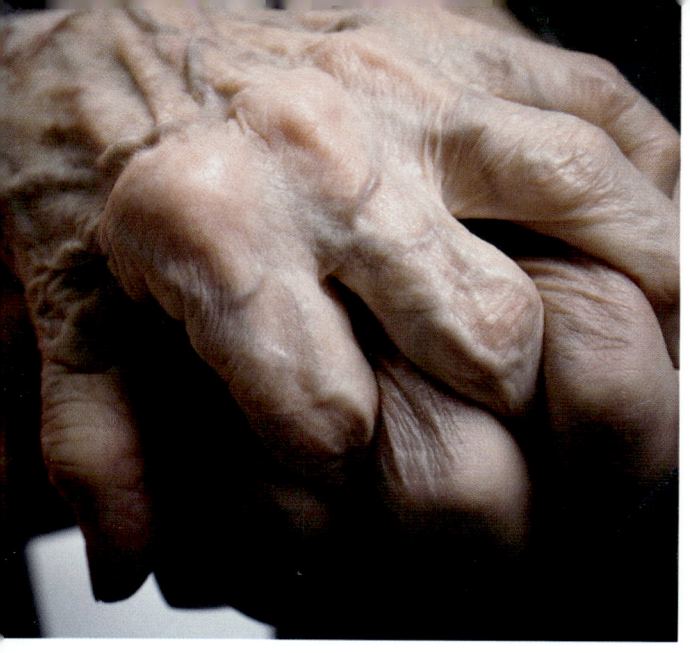

un réseau étendu de connexions et de branchements neuronaux qui supporte mieux les dommages causés par le vieillissement normal ou pathologique.

Par ailleurs, plusieurs groupes de chercheurs à travers le monde ont étudié, grâce à l'épidémiologie à grande échelle, la nature des facteurs de protection qui seraient susceptibles de ralentir la progression de la maladie, et peut-être même de la prévenir.

La recherche de ces facteurs de protection dans différentes sociétés en Occident et en Orient a conduit à faire le constat suivant : bien que divers facteurs semblent fournir un certain degré de protection, aucun des facteurs détectés à ce jour ne semble capable de ralentir ou de stopper la maladie d'Alzheimer chez quelqu'un qui en est atteint depuis un moment.

En d'autres termes, plusieurs de ces facteurs de protection, s'ils sont mis en œuvre avant l'apparition des symptômes, semblent avoir un effet additif. Chez les personnes dont la maladie est déjà bien installée, ils semblent sans effet.

Parmi les facteurs de protection qui apparaissaient comme étant les plus sérieux, voici ceux qui ont fait l'objet d'investigations scientifiques rigoureuses :

- une scolarité supérieure à douze années ;
- les agents antihypertenseurs ;
- les agents réducteurs du cholestérol sanguin (statines) ;
- les agents antioxydants (vitamine C, vitamine E, ginkgo biloba) ;
- les thérapies hormonales (estrogène) ;
- les agents anti-inflammatoires (naproxène, ibuprofène) ;
- le vin rouge ;
- l'alimentation de type méditerranéen (pauvre en viande rouge, riche en volaille, huile d'olive, légumes et graminées) ;
- l'exercice physique et intellectuel ;
- la socialisation.

On ne peut évidemment pas dissocier ces facteurs de protection des facteurs de risque énumérés précédemment. Pour chaque facteur de risque discuté jusqu'ici, il est possible qu'une combinaison de traitements pharmacologiques ou que certaines habitudes de vie parviennent à bloquer les effets négatifs les plus importants régis par ces facteurs. Par exemple, si l'on examine les effets des antihypertenseurs ou des agents pharmacologiques qui réduisent le taux de cholestérol sanguin, il est clair que la protection est intrinsèquement liée au fait qu'un contrôle accru de l'hypertension artérielle et du cholestérol sanguin, dans les années ou les décennies précédant l'arrivée probable de la maladie d'Alzheimer, permet de réduire et même d'éliminer ces deux facteurs de risque importants. Fait à noter, l'administration d'agents réducteurs du cholestérol ou d'antihypertenseurs chez des patients ayant reçu un diagnostic d'Alzheimer ne semble pas freiner de manière importante la progression de la maladie ou réduire sa gravité. En d'autres termes, l'effet protecteur de ces médicaments s'adresse surtout à ceux qui souffrent d'hypertension ou de cholestérol sanguin élevé, et cela seulement s'ils sont administrés

AUGMENTATION DU FLUX SANGUIN

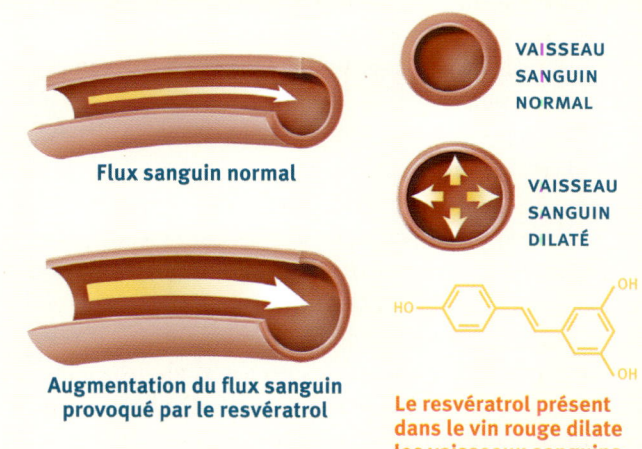

Flux sanguin normal

Augmentation du flux sanguin provoqué par le resvératrol

VAISSEAU SANGUIN NORMAL

VAISSEAU SANGUIN DILATÉ

Le resvératrol présent dans le vin rouge dilate les vaisseaux sanguins

FIGURE 36

bien avant l'apparition des premiers symptômes de la maladie d'Alzheimer.

Dans le cas des agents antioxydants, la situation est beaucoup plus claire. La vitamine E, les extraits de ginkgo biloba, la vitamine C et l'ubiquinone ne freinent aucunement la progression de la maladie chez ceux qui ont été diagnostiqués. L'administration préventive de vitamine E ou d'extraits de ginkgo biloba chez des gens présentant un risque d'avoir la maladie d'Alzheimer n'offre aucun bénéfice sur le plan de la mémoire ou de la prévention de la maladie. L'ensemble des données scientifiques les plus solides dans le domaine donnent peu d'espoir; la thérapie antioxydante ne fonctionne ni avant ni après l'apparition de la maladie.

Pendant longtemps, on a cru fermement que l'administration d'estrogènes après la ménopause chez les femmes de soixante ans et plus pouvait procurer une certaine protection contre la maladie d'Alzheimer. Encore aujourd'hui, les données épidémiologiques laissent à penser qu'un tel bénéfice est réel et qu'il y a un effet positif mesurable quant à la mémoire et au risque de développer la maladie d'Alzheimer chez les femmes postménopausées traitées aux estrogènes. Toutefois, on ne peut passer sous silence le fait que des études de grande envergure effectuées chez des femmes postménopausées traitées aux estrogènes montrent un risque accru de développer certains types de cancer, dont ceux du sein et du côlon. De plus, l'administration d'estrogènes chez des patientes ayant reçu un diagnostic d'Alzheimer n'a eu aucun effet, positif ou négatif, sur les personnes qui participaient à l'étude. C'est donc dire qu'il n'y a aucune preuve scientifique à ce jour qui laisserait croire que la progression de la maladie d'Alzheimer est affectée d'une façon ou d'une autre par les estrogènes, alors que l'utilisation de cette hormone en situation pré-Alzheimer offre des effets qui sont loin d'être négligeables, surtout dans une perspective à long terme où le traitement préventif sera administré pendant plusieurs années et même quelques décennies.

Cela nous amène à l'histoire surpenante du rôle des anti-inflammatoires dans la maladie d'Alzheimer. Les premières preuves scientifiques solides permettant de croire que l'utilisation des médicaments anti-inflammatoires pouvait être bénéfique dans la maladie d'Alzheimer viennent d'un groupe de chercheurs de l'Université Duke, en Caroline du Nord (Breitner et coll., 1994). Au cours des années 1990, ils sont parvenus à rassembler un groupe important de paires de jumeaux. La question fondamentale qui guidait ces chercheurs américains était la suivante : « Qu'est-ce qui explique le fait que deux vrais jumeaux ou deux vraies jumelles (monozygotes), qui ont exactement le même patrimoine génétique, commencent leur maladie d'Alzheimer respectivement avec cinq, dix et même quinze ans de différence ? »

En fait, la seule façon adéquate de répondre à cette question était de comparer les styles et habitudes de vie des vrais jumeaux. Après avoir posé des dizaines et même des centaines de questions très personnelles aux participants, les chercheurs ont vu très clairement que les jumeaux qui ne développaient pas l'Alzheimer, ou qui présentaient la maladie beaucoup plus tardivement, avaient presque tous... de l'arthrite ! Le premier réflexe des chercheurs fut donc de demander : « Est-ce que l'arthrite aurait un effet protecteur inconnu à ce jour contre la maladie d'Alzheimer ? » Plus vraisemblablement, est-ce que les médicaments couramment utilisés pour contrôler la douleur en cas d'arthrite auraient un effet bénéfique indirect sur la progression de la maladie d'Alzheimer (et le risque de la voir apparaître) ? Or, après plus de dix années de recherche, il est maintenant plutôt clair que les anti-inflammatoires non stéroïdiens présenteraient un effet protecteur mesurable chez les personnes à risque avant qu'elles ne présentent des symptômes, alors qu'ils n'ont aucun effet bénéfique chez les personnes déjà atteintes de la maladie.

L'ensemble de ces résultats suggère que la fenêtre d'opportunité la plus prometteuse pour espérer arrêter la maladie se trouve dans les années et même la décennie qui précèdent l'apparition des premiers symptômes.

Heureusement, on a découvert récemment des façons intéressantes d'interférer avec la progression de la maladie d'Alzheimer et qui s'ajoutent aux médicaments symptomatiques utilisés dans le traitement courant de la maladie. Tout d'abord, il y a la consommation de vin rouge.

ET LE VIN ROUGE, ALORS ?

Les études sur la mortalité cardiovasculaire révèlent que la consommation de vin rouge suit une courbe en forme de U inversé, c'est-à-dire qu'une consommation modérée de vin aurait un effet bénéfique, alors que l'abstinence et une consommation excessive seraient inutiles ou, pire, nocives dans le cas d'une consommation excessive. La consommation de vin rouge doit être modérée, régulière et intervenir au cours des repas (de deux à quatre verres par jour pour les hommes et de un à deux verres par jour pour les femmes). Le vin rouge possède de multiples qualités qui s'opposent à l'installation de l'athérosclérose, et des études récentes suggèrent qu'il aurait un effet légèrement protecteur contre la maladie d'Alzheimer (**figure 36**).

Il est intéressant de noter que le vin rouge, à la différence du blanc, contient de puissants antioxydants. On les appelle les polyphénols. Ils interfèrent efficacement dans le processus de la peroxydation (ou oxydation) des gras dont nous nous nourrissons normalement lors d'un repas. Parmi les polyphénols du vin les plus connus, il y a le resvératrol, qui inhibe l'oxydation de la fraction du cholestérol contenue dans les lipoprotéines de type LDL (qui correspond au cholestérol transporté normalement dans le sang), qu'on appelle communément le « mauvais cholestérol », contrairement au bon cholestérol contenu dans les HDLs.

Si vous désirez participer à la recherche

Si vous avez déjà reçu un diagnostic de début de maladie d'Alzheimer, vous pouvez également participer à des travaux de recherche cliniques avec ou sans médicament en communiquant avec l'une des cliniques du Consortium des centres canadiens pour la recherche clinique cognitive ou encore avec notre centre de recherche, dont les coordonnées apparaissent à la fin de cet ouvrage. Vous pouvez également indiquer dans votre mandat en cas d'inaptitude que vous souhaitez participer à la recherche sur votre maladie, en précisant que vous acceptez qu'il y ait des risques si vous essayez un nouveau traitement, tout en sachant que ces risques seront surveillés de très près par un comité d'éthique à la recherche et par les personnes que vous choisissez comme mandataires.

De plus, le vin rouge est un puissant dilatateur des vaisseaux sanguins. Sous l'effet de cette dilatation, les vaisseaux sanguins déclenchent le relâchement de leur tunique de muscle lisse, ce qui provoque la vasodilatation et donc un accroissement du débit sanguin. Le vin rouge est également un antiagrégant des plaquettes sanguines en ce sens qu'il inhibe la formation de caillots (thrombus) en s'opposant au regroupement en amas des plaquettes dans les vaisseaux et à la coagulation du sang. Il agit en quelque sorte comme un agent antihypertenseur. La première étude scientifique publiée en France sur le vin rouge, en 1997, a associé une consommation modérée et régulière de vin à un risque plus faible d'être atteint de la maladie d'Alzheimer.

Deux études subséquentes chez des individus âgés de soixante-cinq ans et plus ont confirmé que l'ingestion de vin rouge – contrairement à celle d'autres boissons alcooliques comme la bière ou le vin blanc – est associée à un faible risque de démence, y compris la maladie d'Alzheimer. Plus tard, l'Étude longitudinale canadienne sur le vieillissement, une analyse prospective d'envergure effectuée auprès de la population canadienne, a déterminé que la consommation de vin rouge réduit le risque de maladie d'Alzheimer de près de 50 %. Les questions qu'il nous reste à examiner plus à fond sont : « Quelle est la quantité souhaitable de vin rouge qu'il faut consommer pour obtenir une efficacité maximale ? » et « Quel est le vin le plus efficace à cette fin : le français, l'espagnol, l'italien ou celui du Nouveau Monde ? »

LES STYLES DE VIE
ET LA DÉMARCHE PERSONNELLE

Les résultats scientifiques obtenus récemment laissent à penser qu'un certain nombre d'approches non pharmacologiques pourraient aider à prévenir la maladie d'Alzheimer, à atténuer certains symptômes, et même à soulager les personnes qui se plaignent des changements normaux de la mémoire associés au vieillissement.

L'EXERCICE PHYSIQUE

L'exercice physique, qui inclut la marche rapide, le vélo, la natation ou la danse, pratiqué trois fois par semaine, a un effet positif sur le fonctionnement intellectuel des personnes âgées subissant un peu de ralentissement intellectuel ou physique (qui sont dites « frêles »), mais qui n'ont pas la maladie d'Alzheimer. Cela a été démontré par la comparaison d'un groupe de personnes qui faisaient de l'exercice sous supervision et d'un groupe témoin qui ne faisait rien de spécial. Une étude effectuée à Seattle, aux États-Unis (Larson et coll., 2006), a même démontré qu'en maintenant ces exercices physiques pendant six années, les symptômes de la maladie d'Alzheimer étaient retardés significativement. En revanche, il est important de noter que le jogging peut causer un vieillissement accéléré de certaines articulations, et des personnes peuvent commencer à souffrir d'angine de poitrine si elles se mettent à faire trop d'exercice sans supervision. Il est donc prudent de voir son médecin de famille en premier lieu, puis de pratiquer l'exercice physique de son choix au moins trois fois par semaine, en écoutant son corps pour ne pas augmenter les effets du vieillissement sur les articulations.

L'EXERCICE INTELLECTUEL

Il a également été démontré qu'un entraînement intellectuel aide la mémoire chez des personnes ayant de légers déficits cognitifs. Il en va de même avec un entraînement à mieux s'orienter dans l'espace (par des tâches visuo-spatiales) ou à prendre des décisions (par des tâches de direction). Cela ne permet cependant d'améliorer que ce pour quoi on s'entraîne. Une amélioration dans la pratique des activités de tous les jours n'a pas encore été démontrée grâce à ces exercices, mais un effet sur des tests intellectuels a pu être décelé par le Dr Sherry Willis, à Seattle, même après cinq années, en comparant différents groupes de participants (Willis et coll., 2006). Le Dr Sylvie Belleville, à Montréal, a également observé sur les tests de mémoire un effet similaire persistant au moins une année (Belleville, 2008) ; un effet bénéfique sur le fonctionnement du cerveau a même été démontré grâce à la résonance magnétique (Belleville, 2011). L'état des personnes ayant déjà reçu un diagnostic de la maladie d'Alzheimer ne semble pas s'améliorer de façon importante, bien que la combinaison de médicaments spécifiques à cette maladie et d'exercices intellectuels paraisse avoir un effet additif. Il est donc raisonnable de conseiller à tous de garder leur cerveau actif dans une occupation de leur choix, de préférence si elle nécessite une interaction sociale. Il n'y a pas de preuve révélant qu'une activité intellectuelle est meilleure qu'une autre, le choix est donc assez varié : bridge, échecs, mots croisés, sudoku, Facebook, Internet...

L'ALIMENTATION SAINE ET ENRICHIE

Les études épidémiologiques suggèrent qu'une alimentation de type méditerranéen riche en poissons, en huile d'olive ainsi qu'en fruits et légumes frais diminue les effets de l'âge sur le fonctionnement intellectuel (Frisardi et coll., 2010). Des essais cliniques récents ont démontré que des suppléments en oméga-3 atténuent les symptômes de dépression et améliorent certains aspects du fonctionnement intellectuel. L'étude canadienne sur la santé et le vieillissement a démontré que les personnes âgées de soixante-cinq ans et plus qui prennent des vitamines ont un risque réduit de déclin intellectuel après cinq années. En revanche, trop de certaines substances nuisent à la santé. Par exemple, la vitamine E sous la forme d'alpha-tocophérol augmente le risque de mortalité si elle est prise à des doses excédant 400 unités internationales (UI) par jour. Trop d'acide folique (la vitamine B9) en l'absence de déficience peut nuire aux facultés intellectuelles. Le meilleur conseil serait donc de ne pas prendre de suppléments d'une seule substance à moins d'avoir une carence (par exemple, la vitamine B12), mais plutôt d'avoir un régime varié qui inclut le meilleur du régime méditerranéen. Nous reviendrons sur ce régime dans le chapitre 8.

LA COMBINAISON DES INTERVENTIONS

Plusieurs chercheurs au Canada, aux États-Unis et en France pensent que la combinaison de ces interventions (exercices physiques et intellectuels, diète enrichie) pourrait avoir un effet additif, atténuer les symptômes déjà existants et peut-être retarder le début de la maladie d'Alzheimer. Une étude pilote dirigée par le Dr Bruno Vellas à Toulouse est en cours chez des personnes âgées et dites « frêles », mais qui n'ont pas la maladie d'Alzheimer. Par la suite, une étude à grande échelle pourrait avoir lieu au Canada et aux États-Unis. Il n'est toutefois pas certain qu'il serait possible de restreindre les milliers de volontaires d'une telle étude à un traitement alloué au hasard (exercices physiques seulement, exercices intellectuels seulement, diète enrichie seulement, ou les trois combinés) pendant les cinq à sept années de sa durée, car la tentation serait forte de tout faire pour rester en bonne santé.

QUE FAIRE POUR PARTICIPER À LA RECHERCHE MÉDICALE ?

Nous souhaitons tous maintenir ou améliorer notre mémoire. La recherche sur les déficits cognitifs légers et la maladie d'Alzheimer aura donc un impact positif pour tous, surtout en ce qui concerne les traitements qui ne sollicitent pas de médicaments, mais plutôt une amélioration du style de vie. Il est à espérer que ces protocoles et ces exercices utilisés dans les études en cours seront mis à la disposition du public en général par l'entremise du réseau Internet, et que les exercices les plus utiles seront ainsi accessibles à tous.

Pour les personnes qui se considèrent comme à plus haut risque de développer plus tard la maladie d'Alzheimer à cause de leur histoire familiale (essentiellement un parent du premier degré – père, mère, frère ou sœur – atteint avant soixante-dix ans), il sera bientôt possible de faire faire une évaluation de ce risque grâce à une échelle qui prend en compte le degré de scolarisation, le poids, l'âge actuel, la pression artérielle, le taux de cholestérol et les habitudes quant à la pratique d'exercice physique. Selon les cas, certaines de ces personnes pourront s'inscrire comme volontaires dans de grandes études de prévention entamées en 2011 au Canada et en France, et qui devraient commencer de même aux États-Unis une fois que le financement de la recherche sera approuvé.

En résumé

Les facteurs usuels de risque et de protection

Bien que des sommes colossales aient été investies dans la recherche médicale visant à mettre au point des médicaments capables de ralentir ou de stopper la maladie d'Alzheimer, ce sont les approches dites « non pharmacologiques » qui nous ont donné des pistes de solutions s'inspirant fortement de la médecine cardiovasculaire.

Ainsi, on a découvert dans des études de grande envergure (dont on a pu reproduire les résultats) que faire de l'exercice physique modéré plusieurs fois par semaine ralentit la progression de la maladie de façon perceptible, et même la retarde chez des individus à risque mais non atteints. Il en va de même lorsqu'on adopte un régime de type méditerranéen, pauvre en viande rouge mais riche en viande blanche et en poisson, en fruits et en légumes. Encore mieux, la combinaison d'exercice physique et d'alimentation méditerranéenne a donné lieu à des observations très positives de retard de l'apparition des premiers symptômes liés à l'Alzheimer. Enfin, il est devenu tout aussi évident que de saines habitudes d'activité intellectuelle ont pour effet de contrer de façon légère mais significative la progression de la maladie chez les gens atteints.

Chacune de ces interventions, liées aux comportements plutôt qu'aux médicaments, apporte des bienfaits mesurables, et encore davantage lorsqu'on les combine.

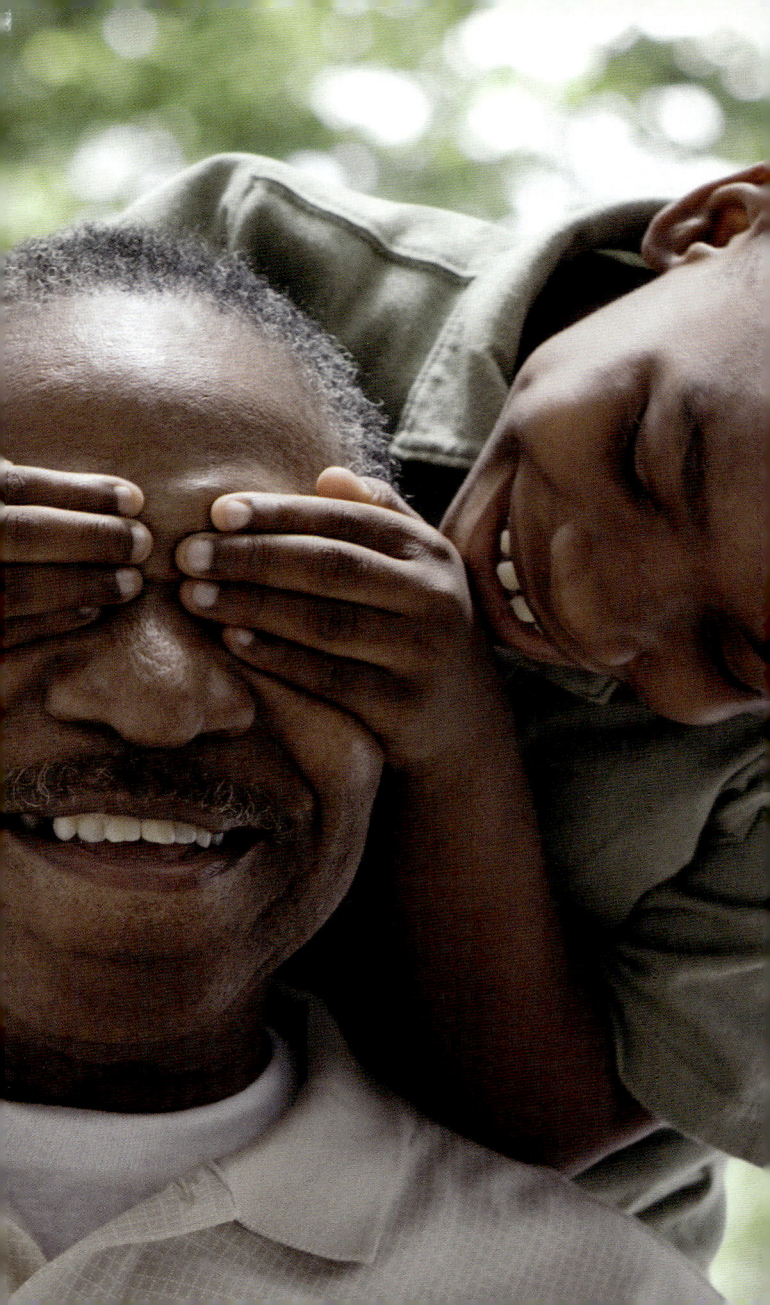

CHAPITRE 8

Quand je serai grand, ou la recherche médicale dans les années à venir

Au cours des dix dernières années, la recherche scientifique a permis de mieux comprendre les mécanismes fondamentaux de l'initiation et de l'évolution de la maladie d'Alzheimer.

Nous connaissons désormais trois causes intrinsèques responsables des formes précoces et agressives de la maladie d'Alzheimer purement familiale. Bien que ce groupe de patients ne constitue qu'une très faible minorité des cas, notre compréhension des mécanismes moléculaires qui sont en jeu dans ces formes très dévastatrices de la maladie a permis de recréer en laboratoire, dans le cerveau de souris génétiquement modifiées, certaines des composantes fondamentales de la maladie d'Alzheimer. Il faut savoir que, contrairement à des maladies communes comme le cancer, le diabète et les accidents vasculaires cérébraux, nous ne connaissons aucun animal qui, dans la nature, développe une maladie neurodégénérative identique à la maladie d'Alzheimer chez les humains. C'est en partie pour cette raison que les progrès scientifiques des dernières décennies sur l'Alzheimer ont été beaucoup plus lents que ceux que nous avons connus sur les maladies touchant des organes périphériques comme le foie ou les reins. De plus, le cerveau est sans aucun doute l'organe le plus complexe de notre corps, et son fonctionnement ne demeure encore aujourd'hui que très partiellement élucidé.

C'est donc dans ce contexte de travail de recherche difficile que les scientifiques intéressés à comprendre et à faire la lumière sur les causes fondamentales de la maladie d'Alzheimer ont dû se résoudre à utiliser des modèles imparfaits recréés en laboratoire avec des outils qui, au mieux, représentent une approximation

PRINCIPAUX MÉDICAMENTS SYMPTOMATIQUES DE TYPE CHOLINERGIQUE

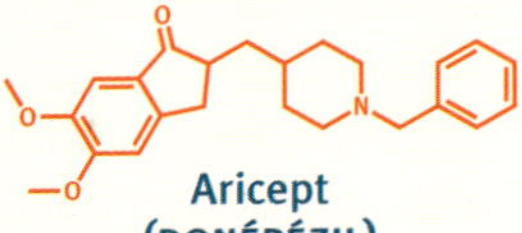

Aricept
(DONÉPÉZIL)

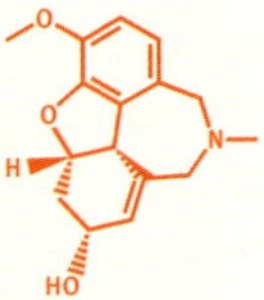

Reminyl
(GALANTAMINE)

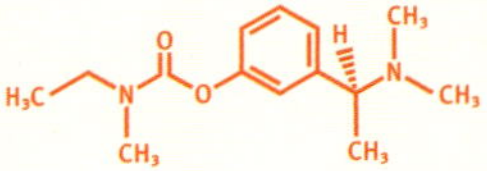

Exelon
(RIVASTIGIMINE)

FIGURE 37

des symptômes et des pathologies de la maladie qui frappe les humains.

Les obstacles que les chercheurs rencontrent du côté de la recherche de nouveaux médicaments sont tout aussi difficiles à surmonter et d'une complexité tout aussi impressionnante. Il faut bien comprendre que les médicaments qui sont disponibles aujourd'hui en pharmacie sont dérivés de découvertes scientifiques faites au milieu des années 1980. C'est en effet à cette époque qu'on a pu réussir à établir précisément la nature chimique des principaux centres de contrôle de la mémoire et de l'apprentissage. C'est aussi peu de temps après cela que les chercheurs sont parvenus à distinguer les régions du cerveau affectées par le processus dégénératif si caractéristique de la maladie d'Alzheimer. Les chercheurs ayant déterminé avec précision le site et la gravité des pertes en transmetteurs chimiques qui contrôlent la mémoire, les sociétés pharmaceutiques ont pu se mettre à l'ouvrage et élaborer des médicaments actifs qui visent spécifiquement à stimuler les cellules cérébrales toujours en vie afin de leur permettre de travailler plus fort et plus longtemps.

Ces médicaments, qu'on qualifie de « symptomatiques » (qui atténuent les symptômes), sont en fait des molécules chimiques (voir **figure 37**) dont le but premier est d'empêcher la destruction des transmetteurs chimiques qui sont déjà en déficit dans le cerveau des personnes atteintes de la maladie d'Alzheimer. Comme leur nom l'indique, ces médicaments agissent avant tout sur les symptômes et n'ont pas beaucoup d'effet sur la progression habituelle de la maladie. C'est pourquoi, ils n'empêchent aucunement la mort des cellules du cerveau et n'offrent que des effets temporaires, de six à vingt-quatre mois, et qui varieront grandement d'un patient à l'autre.

À l'origine, les chercheurs engagés dans les travaux de validation de ces médicaments symptomatiques étaient convaincus que nous n'aurions à les utiliser que pendant quelques années tout au plus, en attendant l'élaboration de meilleurs médicaments permettant d'arrêter la progression de la maladie. Or, il est vite apparu que l'atténuation des symptômes est beaucoup plus facile à réaliser que l'interruption de la maladie. Depuis ce temps, les chercheurs du monde entier se sont inspirés des découvertes faites à propos des formes familiales précoces pour mettre au point de nouveaux médicaments qui, on l'espère, pourront s'attaquer à la racine du problème, au responsable de la progression de la maladie dans sa forme commune. Mais là encore, on a dû faire face à de nombreux échecs consécutifs, parce que les effets secondaires de ces nouveaux médicaments excédaient les bénéfices, ou alors les résultats étaient tout simplement négatifs. Parmi les effets secondaires les moins graves que l'on rencontre parfois, il y a la nausée, les vomissements ou encore les maux de tête.

Ayant choisi comme cible principale les fameux dépôts d'amyloïde (appelés aussi les plaques séniles), les chercheurs ont tenté d'utiliser différentes stratégies pour bloquer la production de la toxine, pour stimuler sa dégradation et pour favoriser sa dépolymérisation. Malheureusement, dans toutes les études menées jusqu'à ce jour, les résultats ont été négatifs, c'est-à-dire que les personnes à qui on donnait un placebo parvenaient à faire tout aussi bien que les patients recevant l'ingrédient actif. Ces échecs multiples ont poussé certains chercheurs, y compris les auteurs de ce livre, à remettre sérieusement en question la validité des modèles animaux d'amyloïde sur lesquels on travaille, et surtout les prémisses des recherches, qui proposent que ce qui est anormal dans les formes familiales précoces et très agressives de la maladie d'Alzheimer soit aussi déficient dans la forme commune ordinaire de la maladie. En d'autres termes : « Est-il possible que les formes familiales précoces soient causées par des déficits complètement différents de ceux qui déclenchent la maladie dans sa forme commune ? » Ce ne serait pas une première dans les annales de la médecine moderne. Par exemple, le diabète de type 1 (la forme précoce et agressive) est causé par une déficience en insuline, alors que la forme de type 2 (la forme adulte) ne l'est pas, à tel point que les stratégies de traitement utilisées aujourd'hui pour contrôler ces deux formes de diabète sont différentes. Il en va de même avec la forme précoce de parkinsonisme juvénile, qui est surtout d'ordre familial, alors que la forme commune apparaît généralement vers les soixante ans. Là aussi, les caractéristiques des deux formes sont relativement différentes, tout comme le rôle de la génétique.

Par ailleurs, l'incursion dans le domaine des vaccins anti-amyloïde s'est aussi soldée par un échec, du moins jusqu'à maintenant. En effet, un petit groupe de patients ne pouvant tolérer le vaccin ont développé des effets secondaires graves, comme l'encéphalite, dont certains ont causé la mort.

En fait, de manière générale, et non seulement avec le vaccin, le champ de la recherche thérapeutique consacrée à la maladie d'Alzheimer a connu récemment des années plutôt sombres. Aucun nouveau médicament n'a reçu d'approbation gouvernementale depuis le lancement de l'Ebixa, appelé aussi Namenda, en 2003. Ce médicament aux effets thérapeutiques modestes est utilisé uniquement chez les patients parvenus aux phases modérées ou avancées, seul ou en combinaison avec l'un ou l'autre des inhibiteurs de cholinestérase.

Les chercheurs se sont donc remis à la tâche. Leur objectif principal : étendre les différents champs de recherche de façon à dépister de nouvelles cibles théra-peutiques pouvant être utilisées pour ralentir, arrêter et même prévenir la maladie d'Alzheimer. Depuis environ cinq ans, on a élaboré de nouvelles approches thérapeu-tiques qui couvrent toute une gamme de mécanismes moléculaires. Voyons brièvement leur fonctionnement.

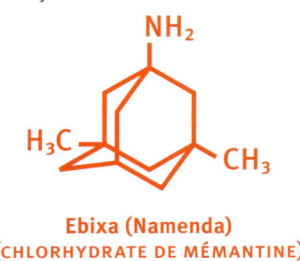

Ebixa (Namenda)
(CHLORHYDRATE DE MÉMANTINE)

L'AMYLOÏDE : L'IMMUNISATION PASSIVE À L'ESSAI

Ayant appris très chèrement des premières études sur le vaccin anti-amyloïde chez l'humain, l'industrie pharmaceutique a investi plusieurs centaines de millions de dollars pour élaborer des vaccins de seconde génération qui s'attaqueraient plus spécifiquement aux dépôts d'amyloïde si caractéristiques de la maladie d'Alzheimer. Ces nouveaux vaccins sont actuellement à l'étude. La version la plus avancée est étudiée chez plus de 4 000 patients dans plusieurs pays à travers le monde. Ce produit a déjà subi toute une batterie de tests imposés par les différents organismes de réglementation des pays concernés pour garantir l'acceptabilité des effets secondaires et des risques pour la santé. Les résultats préliminaires présentés en 2008, bien que très légèrement positifs, laissent à penser que le vaccin fonctionnera probablement plus efficacement chez les personnes qui ont déjà la prédisposition génétique particulière appelée apolipoprotéine E3. Malheureusement, à l'été 2012, deux sociétés pharmaceutiques différentes ont dû rendre publics des résultats négatifs. L'immunisation passive ciblant l'amyloïde ne fonctionne pas dans la maladie d'Alzheimer de type sporadique.

Toujours dans la foulée des efforts destinés à réduire la production et l'accumulation d'amyloïde dans le cerveau des personnes atteintes de la maladie d'Alzheimer, plusieurs entreprises de biotechnologie tentent de mettre au point des inhibiteurs pharmacologiques de synthèse (production) de l'amyloïde qui offrent des profils d'effets secondaires beaucoup plus sûrs que ceux qui avaient été présentés jusqu'à maintenant. Comme un nombre de plus en plus important de scientifiques remettent en question la place centrale attribuée à l'amyloïde dans la recherche de nouveaux médicaments contre la maladie d'Alzheimer, plusieurs entreprises et universités ont abandonné « l'hypothèse amyloïde ». Par exemple, la société pharmaceutique Eli Lilly a récemment fait savoir qu'elle serait près d'abandonner cette voie de recherche après l'obtention de résultats négatifs avec plusieurs de ses médicaments anti-amyloïdes expérimentaux. Les chercheurs travaillent donc dorénavant sur d'autres cibles thérapeutiques d'intérêt. En voici quelques exemples prometteurs.

LE DIMEBON : UN AGENT SYMPTOMATIQUE OU UN STABILISATEUR DE LA MALADIE ?

C'est dans cette conjoncture qu'on a vu apparaître les premières données scientifiques concernant un médicament appelé le Dimebon. Ce produit, dont l'utilisation dans le traitement de la maladie d'Alzheimer est innovatrice, fut employé en Russie pendant plus d'une trentaine d'années comme médicament antihistaminique, un ingrédient actif contre la fièvre des foins. Les antihistaminiques sont aussi utilisés couramment pour atténuer les symptômes de la grippe ou du rhume causant l'écoulement nasal. Les résultats d'une première étude effectuée en Russie laissent à penser que ce médicament pourrait aussi diminuer les symptômes Alzheimer de façon très importante, et cela dès les premiers signes de la maladie. Toutefois, les études récentes nord-américaines et européennes ne sont pas parvenues à reproduire les bénéfices observés initialement dans la population russe. A-t-on affaire à des populations différentes, certaines répondant mieux au médicament que d'autres ? Est-ce une question de

Dimebon

génétique, ou est-ce tout simplement en raison du fait que les dernières études ont utilisé un échantillonnage plus important que la première étude russe ? Les mécanismes biochimiques par lesquels cet agent pharmaceutique exercerait son efficacité thérapeutique sont encore plutôt nébuleux, car des résultats préliminaires donnent à penser qu'il pourrait y avoir des effets négatifs tout autant que positifs associés à l'utilisation de ce médicament pendant de longues périodes. Une histoire à suivre...

DE NOUVEAUX MÉDICAMENTS SYMPTOMATIQUES PLUS PUISSANTS ?

Comme on l'a vu précédemment, les médicaments vendus aujourd'hui en pharmacie visent principalement à stimuler la mémoire et à favoriser l'apprentissage ou l'encodage de nouveaux renseignements dans notre cerveau. Ces médicaments n'ont que peu d'effets sur la progression de la maladie et la perte des cellules dans le cerveau.

Cela dit, une nouvelle génération d'agents stimulateurs de la mémoire est en cours d'élaboration dans plusieurs centres de recherche pharmaceutique. Les plus prometteurs font partie de la famille des agents nicotiniques (de la même famille que la nicotine qu'on utilise pour cesser de fumer), qui, combinés aux médicaments actuels, pourraient grandement stimuler la mémoire, permettre d'accéder plus facilement à nos souvenirs récents et les emmagasiner plus efficacement et pour plus longtemps. Plusieurs de ces médicaments expérimentaux sont actuellement en phase d'évaluation chez l'homme et devraient être commercialisés, si tout va bien, d'ici quelques années. Évidemment, comme c'est le cas pour tous les médicaments, il est essentiel que l'ensemble des effets secondaires restent absolument sans danger et que les bénéfices de l'utilisation à long terme de ces nouveaux médicaments dépassent de façon importante ceux qu'on obtient avec les médicaments offerts actuellement. Les agents de type nicotinique, en plus de stimuler activement les cellules en cause dans la mémoire et l'apprentissage, peuvent aussi stimuler la reconnexion des cellules neuronales et promouvoir leur survie en période de stress biologique intense. C'est précisément ce qui génère tant d'intérêt pour ce nouveau type de molécules, qui auraient un mode d'action distinct mais parfaitement complémentaire aux médicaments utilisés aujourd'hui, soit celui de stimuler la mémoire et d'augmenter la survie des neurones toujours vivants pendant une période relativement longue.

Il est important de noter qu'un certain nombre de sociétés pharmaceutiques et biotechnologiques ont décidé de mettre au point des agents symptomatiques non cholinergiques (c'est-à-dire qui n'agissent pas sur le neurotransmetteur acétylcholine) qui auraient des propriétés permettant d'augmenter de façon importante les capacités mémorielles des personnes atteintes de la maladie d'Alzheimer. Bien que la plupart de ces études n'en soient qu'à la phase d'évaluation préliminaire, des résultats encourageants ont été rapportés concernant des molécules qui stimulent les récepteurs sérotoninergiques de type 6, de même que les récepteurs cérébraux du glutamate – des médicaments de la famille de la mémantine (voir le schéma en page 152). Ces molécules ont été conçues non pas pour remplacer celles que nous utilisons couramment aujourd'hui, mais bien pour compléter leur usage aux différentes phases de la maladie d'Alzheimer. Par exemple, on sait qu'en début de maladie l'effet des agents cholinergiques utilisés couramment est plutôt faible par rapport aux bénéfices qu'ils apportent dans la phase modérée et même la phase grave de la maladie. Il serait donc extrêmement intéressant de pouvoir augmenter le bénéfice sur la mémoire, dès l'initiation du traitement, en combinant deux (ou plusieurs) médicaments ; c'est ce qu'on appelle dans le jargon médical la « polythérapie ». Par ailleurs, au fur et à mesure que la maladie progresse, il devient nécessaire d'augmenter l'efficacité des médicaments pour contrecarrer les pertes continuelles de cellules cérébrales. Ces différents aspects du traitement et leur modulation sont actuellement étudiés dans plusieurs pays.

AUGMENTER LA DURÉE DE SURVIE DES NEURONES : LES FACTEURS DE CROISSANCE ET LES CELLULES SOUCHES

Un peu à la manière des agents cholinergiques, il existe une autre approche biologique qui consiste à réactiver les mécanismes fondamentaux de régénérescence qui sont latents dans le cerveau depuis l'enfance. Ces mécanismes, qui favorisent l'interconnexion entre les neurones et même parfois la division des cellules cérébrales, sont appelés les « facteurs de croissance ». Ce sont en réalité des molécules qui servent en quelque sorte de superviseur du chantier de construction. Ce sont elles qui donnent des ordres aux ouvriers subalternes responsables de construire de nouvelles connexions et de nouveaux branchements entre les différentes régions du cerveau (**figure 38**). Cela permet de stabiliser le « réseau

Internet » cérébral, qu'on appelle plus formellement le réseau neuronal. C'est précisément par ces réseaux neuronaux que le cerveau élabore toutes les connexions électriques nécessaires à la pensée, à la mémoire, aux mouvements, aux sens, etc. Ces facteurs de croissance jouent un rôle crucial durant la période fœtale, au moment où se construisent ces réseaux, et cela pendant les trois premières années de la vie. C'est pendant cette période décisive que sont consolidés les branchements neuronaux qui lient les différentes régions du cerveau pour le reste de la vie, d'où l'expression « tout se joue avant trois ans ».

Ce sont ces mêmes facteurs de croissance qui permettent d'une part la création de réseaux neuronaux qui emmagasinent les souvenirs, les odeurs, les images perçues par les yeux, les sons, et d'autre part toutes sortes d'interventions qui rendent les humains aptes à se déplacer et à interagir avec leur environnement immédiat. On voit donc que ces joueurs cruciaux dans l'élaboration des connexions entre les différentes régions du cerveau jouent un rôle déterminant pour modeler la personnalité, les attitudes, les aptitudes, et jusqu'à un certain point, la mémoire. Plusieurs entreprises biotechnologiques et un petit nombre de sociétés pharmaceutiques ont élaboré des méthodes d'administration très sophistiquées de ces facteurs de croissance chez l'humain. La première série d'études, effectuée en Suède il y a une dizaine d'années, a malheureusement échoué à la suite de l'apparition d'effets secondaires très graves produisant des douleurs vives dans les membres.

Neurones au microscope électronique à balaya

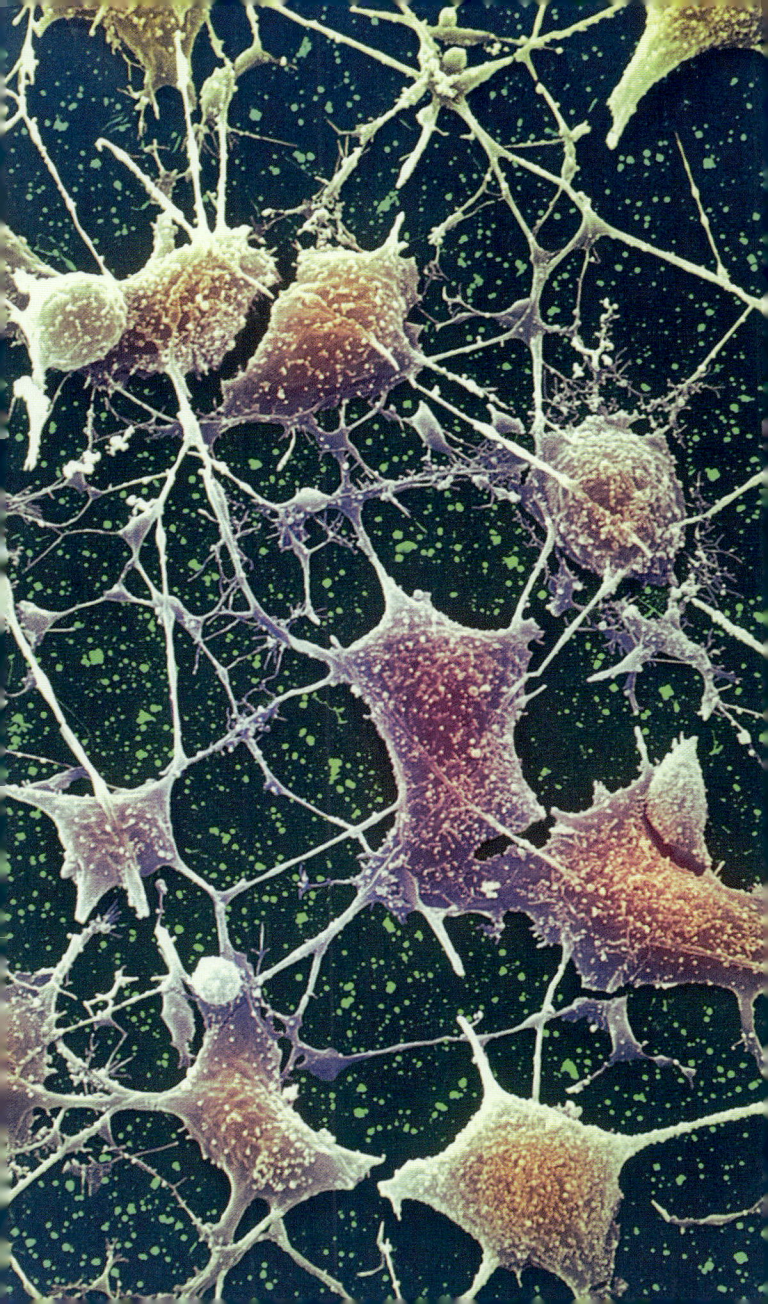

On a depuis raffiné les méthodes d'administration de ces facteurs de croissance. Il y a deux ans, une entreprise californienne a réussi, grâce à un vaporisateur nasal, à administrer un concentré de ces facteurs de croissance à un petit groupe de personnes atteintes de la maladie d'Alzheimer. Le médicament est parvenu à entraver de manière mesurable la progression de la maladie. Toutefois, ces recherches sont extrêmement embryonnaires, et il reste encore beaucoup d'étapes à franchir avant de voir ces médicaments évalués dans de vastes études internationales effectuées sur plusieurs centaines de patients. L'approche demeure cependant très novatrice et prometteuse.

CELLULE NEURONALE EN CROISSANCE

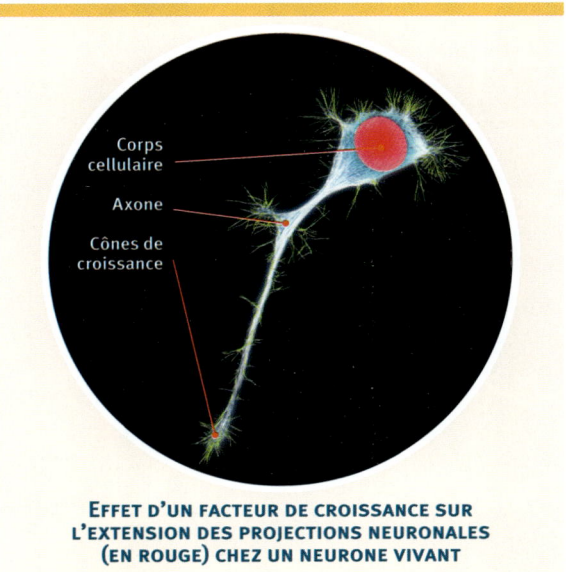

Corps cellulaire

Axone

Cônes de croissance

EFFET D'UN FACTEUR DE CROISSANCE SUR L'EXTENSION DES PROJECTIONS NEURONALES (EN ROUGE) CHEZ UN NEURONE VIVANT

FIGURE 38

Des études dérivées de cette approche sont en cours, utilisant un mode d'administration tout à fait unique, soit une cellule humaine génétiquement modifiée pour sécréter les facteurs de croissance directement dans le cerveau. On a en effet réussi à introduire le gène humain des facteurs de croissance dans des cellules humaines compatibles qui ont ensuite été transplantées directement dans le cerveau de personnes atteintes de la maladie d'Alzheimer en phases légère ou modérée de la maladie. Cette approche hautement originale permet donc d'insérer directement dans le cerveau, à l'aide d'une longue aiguille, une source de production continuelle de facteurs de croissance (des cellules vivantes) qui provient de la personne elle-même. Si une personne devient son propre donneur de cellules, tout rejet est évité, puisque le système immunitaire perçoit ces cellules comme les siennes.

Jusqu'à maintenant, l'étape la plus difficile à maîtriser demeure la chirurgie. En effet, depuis les années 1990, l'époque des premières transplantations chirurgicales de cellules fœtales embryonnaires effectuées chez les patients parkinsoniens ou Alzheimer, les chirurgies entraînent un taux de mortalité accru. Dans les études mexicaines et américaines, de 35 à 50 % des patients décèdent à la suite des chirurgies ; on comprend dès lors que les chercheurs et les chirurgiens soient quelque peu réticents à utiliser la transplantation de cellules comme moyen thérapeutique. Il reste donc un long parcours avant que cette technologie de pointe ne soit utilisée couramment dans les hôpitaux.

La situation problématique des risques de la chirurgie cérébrale chez les personnes âgées et malades s'applique aussi à ce qu'on appelle les cellules souches créées en laboratoire. Ces cellules sont généralement obtenues du patient qui doit recevoir l'autotransplantation, puis sont soumises à des traitements intensifs de facteurs de croissance purifiés. Ce traitement effectué en dehors du corps a pour effet de transformer ces cellules souches informes en cellules cérébrales compatibles avec le cerveau du patient.

En principe, il ne devrait pas y avoir de rejet ; il deviendrait donc possible de remplacer les cellules mortes par de nouvelles cellules en santé. Malheureusement, cela n'atténue pas les risques de la chirurgie cérébrale, toujours aussi hasardeuse. De même, les facteurs biologiques responsables de la mort des cellules dans le cerveau Alzheimer sont toujours présents et susceptibles de s'attaquer aux cellules souches nouvellement transplantées.

C'est pourquoi nous souhaitons souligner ici que nous, les deux chercheurs auteurs de ce livre, émettons beaucoup de réserves à l'égard du battage médiatique fait autour des cellules souches, qui, selon les dires des journalistes, pourraient guérir miraculeusement la chorée de Huntington, la maladie d'Alzheimer, la maladie de Parkinson et même la sclérose en plaques. En théorie, ces hypothèses de travail sont attrayantes, mais, en pratique, nous avons de très sérieux doutes, surtout dans le cas de la maladie d'Alzheimer. Ces maladies frappent essentiellement des gens âgés qui ont beaucoup de difficulté à récupérer à la suite d'une chirurgie, quelle qu'elle soit, mais en particulier celles qui sont effectuées au cerveau.

LES ANTIOXYDANTS : EST-CE QUE CELA VAUT LA PEINE DE CONTINUER ?

L'étude de l'utilisation d'antioxydants comme la vitamine E et la vitamine C dans le traitement de la maladie d'Alzheimer a longtemps frappé l'imaginaire populaire. Il va de soi que le fait que ces vitamines soient faciles à acheter sans prescription d'un médecin favorise grandement cet engouement. De vieilles études épidémiologiques laissaient à penser que l'utilisation de la vitamine E ou de la vitamine C pourrait retarder de façon importante l'arrivée prévue de la maladie d'Alzheimer dans des populations à fort risque. Or, des études cliniques extrêmement bien contrôlées et effectuées en double aveugle (études dans lesquelles le médecin et le patient ignorent s'ils utilisent le médicament actif ou un placebo sous forme de « pilule de sucre ») ont finalement permis d'éliminer une fois pour toutes l'utilisation d'antioxydants comme la vitamine E et le ginkgo biloba dans la prévention et le traitement de la maladie d'Alzheimer. Ces études, qui ont été faites à grands coûts, ont clairement démontré que, sur une période de plusieurs années, ces antioxydants administrés oralement n'engendrent aucun effet bénéfique, que ce soit sur le plan de la prévention de la maladie ou sur celui de sa progression dans le temps. Cela dit, il n'est pas impossible que d'autres antioxydants plus puissants ou sélectifs pour le cerveau soient capables d'interférer avec le processus dégénératif si caractéristique de la maladie d'Alzheimer. On sait par exemple que les gens qui consomment du vin rouge voient leur risque de développer la maladie d'Alzheimer diminuer légèrement, et ce, dans une grande proportion. Cela a amené les chercheurs à évaluer les différents types de molécules que l'on trouve couramment dans le vin rouge (et non dans le vin blanc, la bière ou les autres boissons alcooliques) et à purifier les molécules qui ont des propriétés antioxydantes supérieures. Parmi les milliers de composés présents, une molécule particulière, le resvératrol, semble avoir les propriétés requises pour freiner la progression de la maladie d'Alzheimer. Un certain nombre d'entreprises de biotechnologie ont purifié le resvératrol et étudient actuellement son utilisation chez de petits groupes de personnes atteintes de la maladie d'Alzheimer.

Le plus intéressant dans cette approche est sans doute le fait que le resvératrol est un supplément alimentaire, et non pas un médicament. Si le resvératrol se révélait suffisamment efficace, sa distribution serait facilitée et on pourrait l'utiliser sans avoir à rencontrer un médecin.

QU'EN EST-IL DE L'ESTROGÈNE CHEZ LES FEMMES POSTMÉNOPAUSÉES ?

Nous avons vu dans un chapitre précédent que l'estrogène semble avoir des effets protecteurs contre la maladie d'Alzheimer, selon des études de population prospectives, alors que son utilisation chez les femmes postménopausées était associée à un risque accru de cancer. Aucune femme ne devrait avoir à choisir entre le cancer et la maladie d'Alzheimer. Aussi, des entreprises de biotechnologie et des sociétés pharmaceutiques ont élaboré des molécules chimiques semblables à l'estrogène, mais qui ont une structure moléculaire suffisamment différente pour éliminer les risques associés aux cancers du sein et du côlon.

L'un des médicaments expérimentaux actuellement sous étude est le raloxifène. Ce médicament est déjà couramment utilisé dans le traitement de l'ostéoporose et de certaines formes de maladies des os. En diminuant la dose, les chercheurs tentent de déterminer si, chez les femmes postménopausées, ce médicament pourrait améliorer les déficits de la mémoire. Nous devrions connaître les résultats de ces études très rapidement.

SI LE DIABÈTE EST UN FACTEUR DE RISQUE, POURQUOI NE PAS UTILISER L'INSULINE ?

Le diabète et le syndrome métabolique (obésité abdominale et hypertension artérielle combinée à l'hypercholestérolémie) sont devenus officiellement des facteurs reconnus de risque de maladie d'Alzheimer lorsqu'ils frappent une personne dans la quarantaine ou la cinquantaine. Or, puisqu'il s'agit de facteurs de risque clairement établis, on peut se demander si les traitements usuels de ces maladies, dont l'insuline et les médicaments qui augmentent la sensibilité à l'insuline, n'auraient pas d'effets positifs sur les symptômes de l'Alzheimer.

Sur la base de ces observations préliminaires, un certain nombre d'études ont été mises en place, en Amérique du Nord et en Europe, pour étudier l'utilisation des médicaments de la famille des glitazones (**figure 39**). Ces médicaments sont couramment utilisés dans le traitement du diabète de type 2, alors que l'insuline est employée pour le traitement du diabète de type 1, et parfois pour le type 2. Des résultats très préliminaires présentés en 2010 au cours de congrès internationaux laissent croire que l'insuline à faible dose et en administration intranasale (sous forme d'aérosol) pourrait avoir des effets bénéfiques sur la mémoire et sur l'évolution de la maladie chez un petit groupe de patients bien ciblés.

Il est donc maintenant important de passer à des études de plus grande envergure effectuées avec des patients de différents groupes ethniques. Cela permettra de déterminer si ces médicaments bénéficieront à l'ensemble des patients qui souffrent de la maladie d'Alzheimer ou seulement à un groupe spécifique.

MÉDICAMENTS UTILISÉS CONTRE LE DIABÈTE

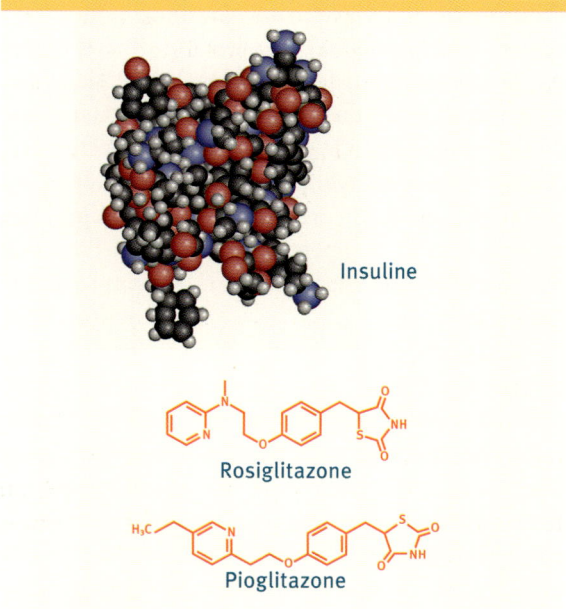

Insuline

Rosiglitazone

Pioglitazone

FIGURE 39

D'autre part, deux études de grande envergure sur la rosiglitazone, utilisée couramment dans le traitement du diabète de type 2 (le diabète des adultes), ont malheureusement échoué chez les personnes atteintes des formes légère à modérée de la maladie d'Alzheimer. Pour le moment, on ignore si ces études reprendront avec des personnes pré-Alzheimer qui sont porteuses d'antécédents génétiques et familiaux. Il s'agirait alors d'études destinées à la prévention plutôt que d'études visant à ralentir ou à arrêter la maladie.

POURQUOI NE PAS STIMULER LE GÈNE PARESSEUX DE L'APOE ?

Comme nous en avons discuté dans les chapitres précédents, le gène de l'apolipoprotéine E4 est le facteur de risque génétique le plus important identifié à ce jour dans la forme commune de la maladie d'Alzheimer. Ce gène néfaste ne pourrait-il pas être ciblé par un ou plusieurs médicaments pour lui restituer sa fonction biologique, qui semble compromise chez les porteurs de la variante E4 ?

En fait, le champ de recherche sur des médicaments basés sur les déficits génétiques associés à la maladie d'Alzheimer est en plein essor depuis quelques années. L'amyloïde, qui a sans succès servi de prototype pour les études préliminaires, a maintenant fait place à de nouveaux gènes cibles. C'est particulièrement le cas du gène de l'apoE, sur lequel se penchent trois des plus grandes entreprises pharmaceutiques du monde.

Des études à petite échelle ont été menées par les auteurs de ce livre, il y a quelques années, avec des résultats très prometteurs. On prévoit que les premiers stimulateurs de production d'apoE seront prochainement examinés chez l'humain.

Dans les laboratoires universitaires, où la recherche est encore extrêmement précoce, on a réussi à injecter le gène normal de l'apoE dans le cerveau de souris en utilisant des virus génétiquement modifiés. Les résultats ont été spectaculaires, mais le transfert de cette technologie de la souris à l'humain risque de prendre plusieurs années, voire plus d'une décennie. La thérapie génique humaine, ou le remplacement de gènes défectueux par des gènes normaux, s'est malheureusement heurtée à de nombreux obstacles depuis quinze ans. L'apparition de cancers spontanés est certainement l'effet secondaire le plus pernicieux qu'il nous a été donné de constater. Bien que précoce, cette nouvelle science est porteuse de beaucoup d'espoir, et les avancées scientifiques permettront éventuellement de dompter ces effets néfastes pour le bienfait ultime des patients.

ET LA PRÉVENTION DANS TOUT CELA ?

Dans les journaux, les magazines, Internet et même à la télévision, de nombreux reportages laissent croire que la meilleure façon de prévenir la maladie d'Alzheimer est de rester en bonne santé en mangeant bien et en faisant de l'exercice... tout simplement !

En fait, on le voit bien par les nouvelles tendances, les gens âgés et les baby-boomers s'efforcent de faire plus d'exercice que les générations précédentes, et surtout, ils s'alimentent mieux. Non seulement ils veulent avoir un corps en bonne santé, mais ils tiennent mordicus à avoir un esprit sain et vif.

Évidemment, personne ne sera surpris d'apprendre qu'il existe une forte appréhension face aux maladies du cerveau, en particulier la maladie d'Alzheimer, qui frappe souvent les gens âgés, qui sont de plus en plus nombreux en ce début de XXIe siècle. Rappelons-le : des études statistiques sophistiquées ont permis de déterminer avec précision que, si les scientifiques étaient capables aujourd'hui de retarder l'apparition de la maladie d'Alzheimer de cinq ans, le nombre actuel de personnes atteintes de la maladie d'Alzheimer serait réduit de *près de la moitié* en moins d'une génération. Mieux encore, si l'on parvenait à retarder la maladie d'Alzheimer de quelque dix ans, c'est plus de 90 % du nombre actuel de gens atteints de la maladie d'Alzheimer qui pourraient mourir de vieillesse plutôt que de cette maladie. On voit donc que l'objectif de retarder l'apparition de la maladie d'Alzheimer s'avère beaucoup plus prometteur que celui de renverser la perte des cellules cérébrales chez les personnes ayant déjà reçu un diagnostic.

Depuis environ une dizaine d'années, un certain nombre de chercheurs aux États-Unis et en Europe ont conçu des études expérimentales de grande envergure. Ces études ont permis d'évaluer des médicaments expérimentaux sans danger qui offrent un potentiel de prévention suffisamment important pour justifier un investissement énorme et plusieurs années de recherche. Cela dit, la plupart des études de prévention effectuées ces dernières années ont connu un succès plutôt mitigé. Expliquons-nous.

Deux approches distinctes ont été mises en place pour détecter les médicaments les plus susceptibles

Le régime méditerranéen

Quelles sont les bases du régime méditerranéen ? Les fruits et les légumes frais règnent en maîtres en Méditerranée. La plupart des mets traditionnels de cette région sont végétariens et préparés avec des ingrédients généralement frais (non congelés). Les Méditerranéens consomment aussi beaucoup de poisson, un peu de volaille et presque pas de bœuf, de porc ou d'agneau.

Cela s'explique par le fait que le climat de la Méditerranée permet que les fruits et les légumes poussent toute l'année et soient relativement peu chers, ce qui n'est pas le cas en Europe du Nord ni au Canada. On peut donc s'attendre à ce que le régime méditerranéen soit plus coûteux en hiver dans ces pays.

Ce régime propose l'utilisation généreuse de l'huile d'olive comme source ultime d'acide oléique (oméga-9) et d'acide linoléique (oméga-6), connus pour réduire le cholestérol et diminuer le risque de développer certaines formes de cancer. Il est toutefois intéressant de noter que de l'acide oléique se trouve aussi dans les baies, les prunes, le raisin rouge et son jus, les kiwis, ainsi que les pommes et leur jus.

L'huile d'olive étant composée à 99 % de matières grasses, la modération est de mise, tout comme pour le vin. Par contre, comparée au beurre, l'huile d'olive est nettement meilleure pour la santé.

de retarder l'apparition de la maladie d'Alzheimer. La première approche cible un groupe de personnes qui montrent déjà des atteintes de la mémoire beaucoup plus sérieuses que celles qui sont observées normalement chez les personnes âgées saines au stade 3 décrit dans le chapitre 4. Par contre, ces déficits cognitifs sont en réalité beaucoup moins importants que ceux qui sont observés naturellement chez les personnes qui ont la maladie d'Alzheimer. Ce groupe témoin est constitué de personnes ayant ce qu'on appelle des déficits cognitifs légers et qui ne présentent qu'une possibilité sur deux de développer la maladie d'Alzheimer dans les trois années qui suivent leur recrutement.

Pour évaluer le potentiel de prévention des nouveaux médicaments, les chercheurs ont donc réuni deux grands groupes de personnes atteintes de déficits cognitifs légers. Les participants ont été soumis à différents agents protecteurs ou à des placebos, et ils ont bénéficié d'un suivi médical régulier pendant deux à quatre ans après leur recrutement.

La première famille de médicaments évalués appartient au groupe des agents anti-inflammatoires non stéroïdiens (**figure 41**). Ces médicaments sont généralement utilisés pour alléger la douleur dans les cas d'arthrite. Comme nous l'avons vu au chapitre 7, dans de grandes études épidémiologiques effectuées au milieu des années 1990, les chercheurs avaient découvert que les gens qui consommaient ce type de médicaments voyaient leur risque de souffrir de la maladie d'Alzheimer réduit de façon marquée, comparativement à des gens âgés qui n'utilisaient pas ces médicaments anti-inflammatoires. Dans la même veine, des études effectuées chez de vrais jumeaux (monozygotes) ont permis de découvrir que le jumeau qui ne développait pas la maladie d'Alzheimer était souvent sujet à de fréquentes crises d'arthrite. Bien qu'on ait songé initialement que l'arthrite pouvait peut-être protéger contre l'Alzheimer, il est vite devenu évident que c'était l'utilisation de médicaments antiarthritiques qui était véritablement responsable de cet effet protecteur.

C'est donc dans le contexte de cette convergence de découvertes scientifiques qu'on proposa pour la première fois d'étudier, chez les personnes souffrant d'un déficit cognitif léger, différents agents anti-inflammatoires non stéroïdiens dans une perspective de prévention. L'une des premières molécules à être testées fut celle du Vioxx (rofécoxib), un anti-inflammatoire qui a été retiré du marché en 2004 à cause de ses effets secondaires cardiaques importants. Les chercheurs examinèrent aussi son principal compétiteur, le Bextra (valdécoxib) ou Celebrex (célécoxib), qui n'a malheureusement pas induit d'effet bénéfique important chez des personnes ayant des déficits cognitifs légers. Ce médicament fut lui aussi le sujet d'un rappel massif par son fabricant pour cause d'effets secondaires importants. Finalement,

LES ACIDES GRAS OMÉGA-3 ET OMÉGA-6

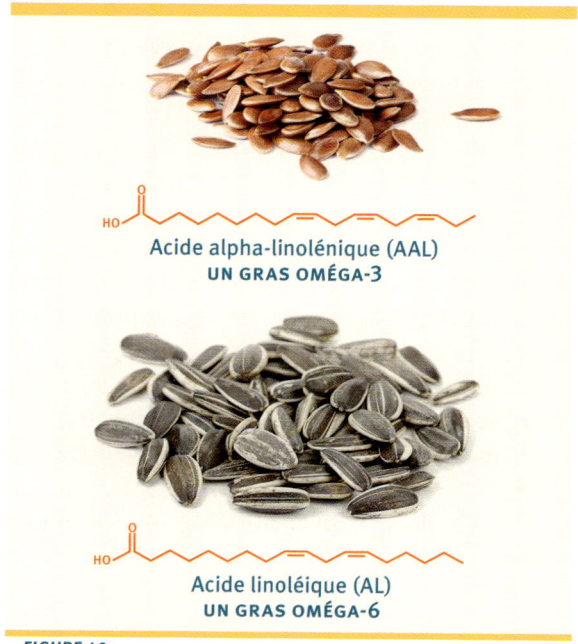

Acide alpha-linolénique (AAL)
UN GRAS OMÉGA-3

Acide linoléique (AL)
UN GRAS OMÉGA-6

FIGURE 40

on étudia un médicament générique de la famille des anti-inflammatoires non stéroïdiens appelé naproxène. Cette dernière étude s'avéra la plus intéressante de toutes, car il est rapidement apparu que l'utilisation de ce médicament générique semble provoquer un report significatif du début de la maladie d'Alzheimer chez un groupe bien précis de patients : ceux qui, au moment du recrutement, ne montraient aucun déficit de mémoire. Malheureusement, les patients qui au moment d'être recrutés présentaient de modestes déficits de mémoire ont cessé d'être protégés par ces médicaments après un temps.

Plusieurs études complémentaires sont en cours aujourd'hui aux États-Unis pour tenter de déterminer dans quelle mesure ce médicament particulier est capable de réduire le risque de développer la maladie d'Alzheimer, et si l'effet observé est reproductible dans une plus grande population.

Il serait aussi important de déterminer pourquoi une partie des patients semble avoir été protégée sélectivement, alors que d'autres sous-groupes de patients qui prenaient le même médicament n'ont pu éviter la maladie d'Alzheimer. Est-ce une question de susceptibilité génétique particulière ? La présence d'autres maladies ? D'autres facteurs de risque non génétiques ? Ces questions fondamentales seront étudiées systématiquement dans les années à venir.

La deuxième approche de prévention étudiée récemment aux États-Unis vise non pas les gens qui démontrent des déficits cognitifs légers, mais plutôt des gens âgés appartenant à la population en général et qui, de par leur histoire familiale, semblent présenter un risque accru de développer la maladie d'Alzheimer.

Cette étude américaine très coûteuse a été effectuée sur plusieurs milliers de patients pendant une période de presque huit ans. Le médicament à l'essai était un extrait concentré de la plante ginkgo biloba, dont les scientifiques ont enrichi la fraction biologique présentant l'activité antioxydante la plus puissante.

Les médecins ont donc administré l'extrait de ginkgo biloba à un groupe de patients en parallèle avec un groupe qui a reçu un placebo pour déterminer avec précision s'il est possible de retarder l'apparition de la maladie d'Alzheimer en utilisant un agent antioxydant très puissant. Les résultats présentés récemment montrent que cette approche ne protège en rien les gens à risque de développer la maladie d'Alzheimer. À cette étude s'en ajoute une autre effectuée en 2005 chez des personnes souffrant de déficits cognitifs légers, et chez qui on a administré une dose concentrée de vitamine E pendant trois ans. Encore une fois, il n'a pas été possible de retarder l'apparition de la maladie d'Alzheimer chez ces personnes à risque.

Cela dit, les récents échecs subis avec des molécules relativement simples – la vitamine C, la vitamine E, le célécoxib (Celebrex) – ont toutefois permis de mettre en place les infrastructures nécessaires pour effectuer de nouvelles études de prévention à grande échelle en Amérique du Nord et en Europe. Ces travaux ont aussi permis d'examiner et de valider un certain nombre de marqueurs biologiques qui seront bientôt utilisés conjointement avec l'analyse des symptômes pour mieux comprendre et prévoir quand et comment la maladie s'installe chez une personne Alzheimer. Enfin, ces recherches ont permis d'identifier les méthodes d'imageries cérébrales les plus appropriées pour suivre l'évolution de la maladie, avant même l'apparition des premiers symptômes chez les gens à haut risque.

En d'autres termes, nous savons aujourd'hui comment nous y prendre pour suivre en parallèle les changements à l'intérieur du cerveau, les changements subtils au niveau des symptômes et de la fonction mémorielle, de même que certains changements biologiques et génétiques chez des personnes qui sont en période de transition vers la maladie d'Alzheimer. Il est donc clairement établi aujourd'hui que nous pourrons, dans un avenir relativement proche, commencer à utiliser des médicaments expérimentaux plus sophistiqués que les vitamines et les autres médicaments génériques utilisés jusqu'à maintenant pour ralentir et même retarder l'apparition de la maladie d'Alzheimer chez des gens qui sont génétiquement prédisposés ou simplement à haut risque. Les études prototypes expérimentales de deuxième génération devraient ressembler à ce qui suit.

- Tout d'abord, nous déterminerons, dans la population en général, les personnes qui sont à plus haut risque de développer la maladie d'Alzheimer. Ces personnes ne présenteront aucun symptôme classique de la maladie d'Alzheimer et elles posséderont un ou plusieurs facteurs de risque génétiques clairement détectés. À l'imagerie cérébrale, ces gens montreront des atteintes neuronales importantes ou des dépôts d'amyloïde déjà bien établis, malgré l'absence de symptômes notables. Une fois le groupe témoin établi, les participants se verront offrir, à l'aveugle, soit le médicament expérimental, soit un placebo. Cette étude prototype aura une durée probable de cinq à dix ans.

- Contrairement aux médicaments disponibles aujourd'hui en pharmacie, les médicaments expérimentaux à l'étude seront de nature à modifier directement la biologie du cerveau de façon à ralentir ou à arrêter le processus dégénératif qui caractérise cette maladie. En d'autres termes, on ne tentera plus simplement d'atténuer les symptômes, mais bien de changer l'évolution de la maladie dans le temps.

Les voies de recherche les plus prometteuses aujourd'hui se situent soit du côté des médicaments anti-inflammatoires non stéroïdiens, soit du côté des agents pharmacologiques modulateurs de gènes défectueux, comme le gène paresseux de l'apolipoprotéine E.

Dans tous les cas, il est clair que nous apprendrons beaucoup sur la maladie et son évolution dans les phases qui précèdent l'apparition des premiers symptômes. Grâce à un travail de recherche soutenu, nous parviendrons à arrêter ce fléau du XXIe siècle d'ici quelques années.

Nous ne pouvons terminer cette section sur la prévention sans discuter brièvement des résultats obtenus récemment en manipulant des paramètres liés au style de vie.

Par exemple, on a découvert que les personnes ayant la maladie d'Alzheimer qui se soumettent à une alimentation de type méditerranéen voient le déclin de leur mémoire ralentir légèrement ; mais surtout, la mortalité s'en trouve réduite de manière importante. Les mécanismes biologiques précis qui sont en jeu dans ce phénomène sont toujours un peu nébuleux, mais le phénomène semble bien réel. De plus, des études effectuées aux États-Unis entre 1992 et 2006 chez des personnes âgées saines ont démontré que l'alimentation de type méditerranéen combinée à l'exercice physique régulier permet de réduire le risque d'apparition de la maladie d'Alzheimer de plus de 35 %, comparativement aux personnes saines qui font peu d'exercice ou pas du tout et qui ont un régime ordinaire.

Il est donc concevable que l'utilisation de ce genre de diète bien contrôlée chez des personnes à risque, mais non symptomatiques, puisse avoir des effets encore plus positifs sur l'apparition de la maladie d'Alzheimer, et à plus forte raison si un programme d'exercice physique régulier sérieux s'y ajoute.

À ce propos, on ne peut passer sous silence une étude suédoise récente très intéressante qui a examiné les effets positifs d'un régime enrichi de corps gras de types oméga-3 et 6 (de sources végétales et animales) chez des personnes atteintes de la maladie d'Alzheimer, mais ayant des prédispositions génétiques différentes. Les résultats de l'étude sont très surprenants, mais somme toute logiques. Seules les personnes qui sont porteuses du gène paresseux de l'apoE4, dont nous avons abondamment discuté dans les chapitres précédents, ont vu leur état s'améliorer (légèrement) avec la prise d'oméga-3 et 6, alors que les personnes qui ne possèdent pas ce gène défectueux n'ont bénéficié en rien de la prise de ces acides gras.

Cette nouvelle science, qu'on appelle la pharmaco-génétique, consiste à déterminer la nature des gènes d'un individu avant de lui administrer un médicament. Cela a permis, ces dernières années, de comprendre pourquoi certains médicaments fonctionnent très bien chez une personne et pas du tout chez une autre. C'est que la nature des gènes dont nous héritons de nos deux parents a une influence énorme sur l'action des médicaments et sur l'intensité de certains effets secondaires comme la nausée ou les vomissements.

Cette science émergente a fait depuis peu de temps des pas de géant. La plupart des médicaments expérimentaux

PRINCIPAUX MÉDICAMENTS ANTI-INFLAMMATOIRES NON STÉROÏDIENS

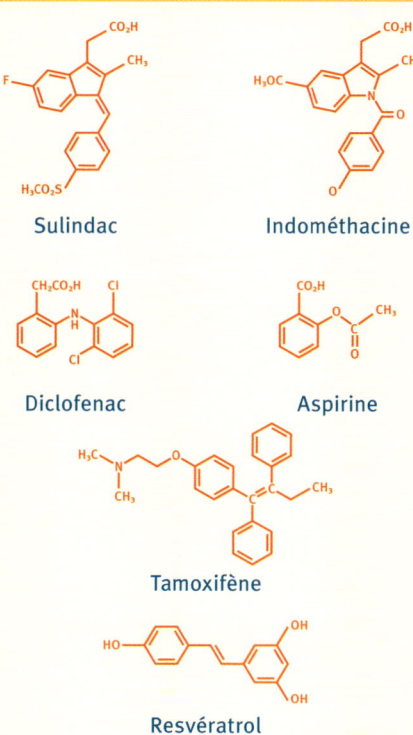

Sulindac

Indométhacine

Diclofenac

Aspirine

Tamoxifène

Resvératrol

FIGURE 41

à l'étude aujourd'hui le sont chez des patients dont on a préalablement déterminé avec précision le profil génétique général.

Nous nous dirigeons lentement vers une médecine dite « individuelle », où l'on s'assurera d'administrer au patient le traitement le plus approprié à sa maladie, mais

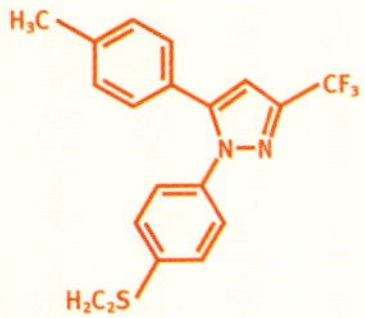

Célécoxib

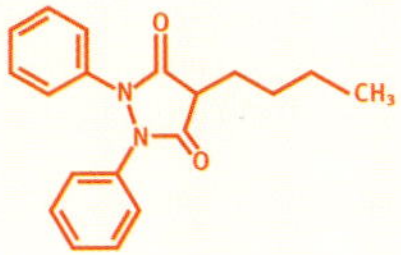

Phénylbutazone

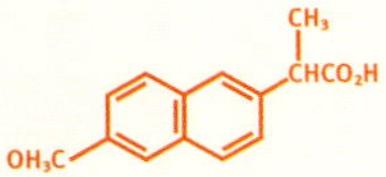

Naproxène

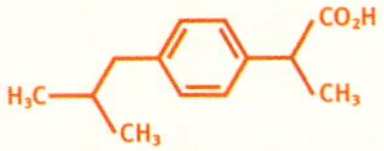

Ibuprofène

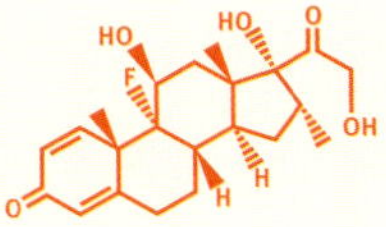

Dexaméthasone

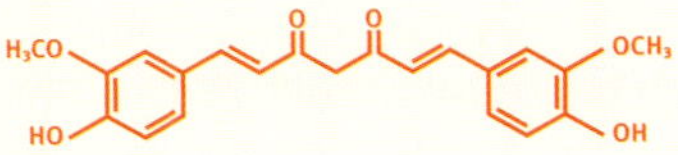

Curcumine

Source : *Oncogene* (2004) 23, 9247

cela selon la nature et le comportement des gènes dont il a hérité de ses parents. La pharmacogénétique permettra ainsi d'éviter l'approche qui prévaut actuellement, soit celle des essais et erreurs, et de mieux cibler les thérapies appropriées.

Aujourd'hui, on ne peut plus négliger les bénéfices scientifiquement démontrés qu'offrent ces changements d'habitudes de vie et leur impact sur le risque de développer la maladie d'Alzheimer. On est en droit de s'attendre, dans les décennies à venir, à pouvoir mesurer de façon concrète les bénéfices obtenus par un meilleur contrôle des facteurs cardiovasculaires :

- le taux de cholestérol élevé ;
- le diabète ;
- l'hypertension ;
- le syndrome métabolique ;
- l'obésité.

Dans un contexte où l'utilisation des médicaments qui contrôlent les risques cardiovasculaires se généralise à travers le monde entier, et n'est plus l'apanage du seul monde occidental, on peut s'attendre à une réduction indirecte mais significative de l'incidence et de la prévalence de la maladie d'Alzheimer.

Il est extrêmement difficile aujourd'hui de quantifier l'importance de ces bénéfices, compte tenu de la création de plusieurs médicaments génériques qui servent à contrôler les facteurs de risque. Il est toutefois certain qu'il y aura, dans les trente prochaines années, une influence beaucoup plus importante de ces médicaments sur le risque d'avoir la maladie d'Alzheimer que ce qu'on a connu depuis vingt ans.

En résumé

Quand je serai grand, ou la recherche médicale dans les années à venir

La recherche thérapeutique ne vise plus simplement à atténuer les symptômes de la maladie, mais bien à stopper sa progression et même à prévenir son apparition. Le contrôle des facteurs de risque comme les cholestérols, le diabète, l'hypertension et l'inflammation par des médicaments offre des perspectives de solutions prometteuses. On tente aussi de cibler directement les gènes défectueux associés à la maladie, comme l'amyloïde et l'apolipoprotéine E. Les découvertes récentes laissent croire qu'il faudra individualiser les traitements, car chaque personne, de par son bagage génétique distinct, tend à réagir différemment aux médicaments qui lui sont administrés.

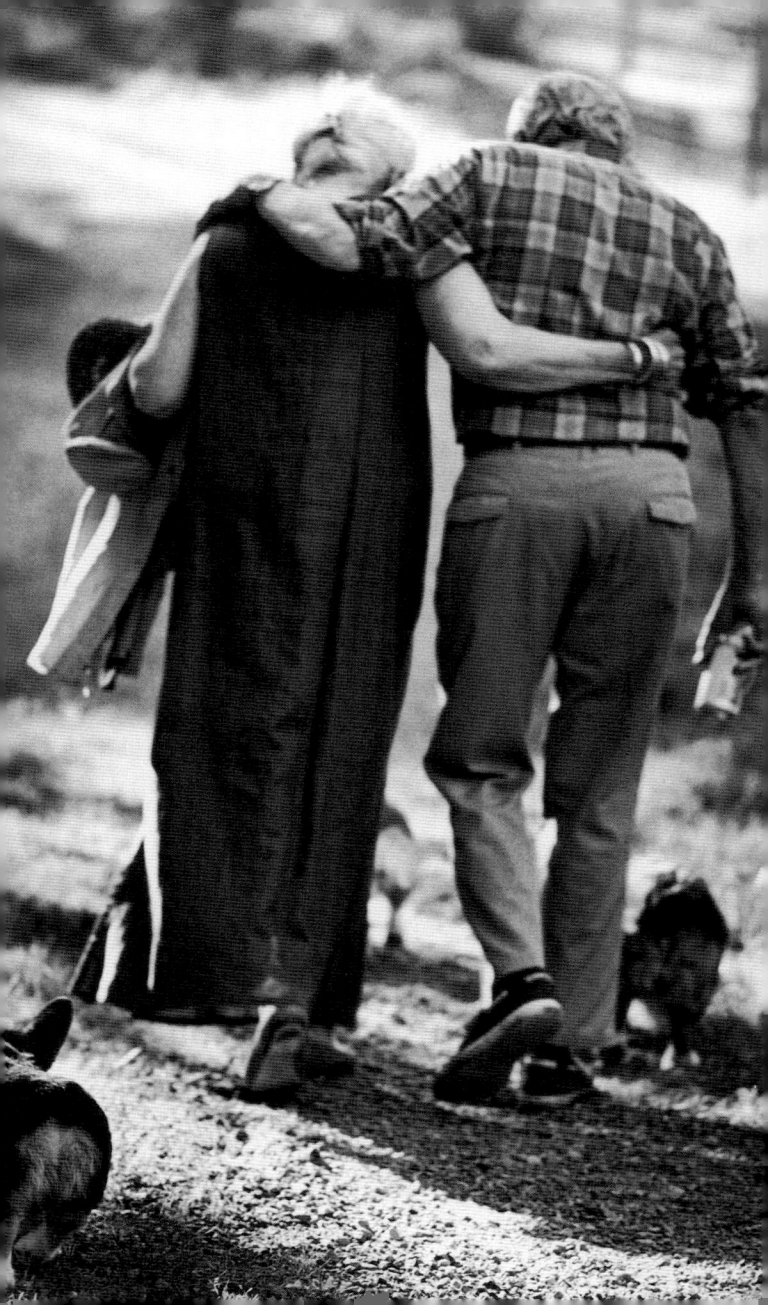

CHAPITRE 9

Les grandes décisions à prendre au cours de la maladie d'Alzheimer

Certaines décisions doivent être prises par toutes les personnes atteintes de la maladie d'Alzheimer et par leurs proches. Quelques-unes sont simples, d'autres, déchirantes. Nous pensons qu'il est utile d'en discuter ici, et cela dans l'ordre où elles se présentent. Ces connaissances préalables faciliteront la prise en charge au cours des différentes étapes de cette maladie.

LA PREMIÈRE VISITE CHEZ LE MÉDECIN

Beaucoup de personnes atteintes de la maladie d'Alzheimer ne réalisent pas qu'elles éprouvent des difficultés dans leur vie de tous les jours. Par exemple, il faut leur rappeler les rendez-vous chez le coiffeur ou le médecin, les anniversaires, les visites prévues... Leurs factures sont payées en retard ou pas du tout. Elles peuvent avoir égaré leur voiture dans la rue ou leur portefeuille quelque part dans la maison, ce qui entraîne souvent une suspicion de vol. Quand leur famille les informe qu'il y a un changement qui mérite une évaluation médicale, elles répondent souvent qu'« il n'y a pas de problème ». Lorsque la famille insiste, elles peuvent changer de sujet ou même se fâcher. Cette « anosognosie », ou non-reconnaissance de la maladie, diminue un peu leur anxiété, mais pas celle de leurs proches !

D'autres personnes reconnaissent d'emblée qu'elles présentent des symptômes, surtout par rapport à la mémoire, et souhaitent consulter un expert. Idéalement, même au tout premier stade de la maladie d'Alzheimer, une personne devrait consulter son médecin de famille accompagnée d'au moins une personne proche. Cette consultation « pour un trouble de la mémoire » peut avoir lieu en même temps qu'une visite annuelle ou lors d'une visite spéciale, mais il faudra certainement plus d'une visite pour noter l'histoire de la personne et faire l'examen approprié.

Que conseiller aux familles quand la personne présentant des symptômes refuse d'aller chez le médecin ? Il est parfois nécessaire de prendre un rendez-vous « pour les deux à la fois », ou de prétendre y aller ensemble « pour un vaccin ». Il n'est pas obligatoire de parler de la maladie d'Alzheimer à ce stade, il est plus simple de mentionner un « examen annuel de la mémoire ». Il est toutefois utile de prévenir le médecin pour qu'il planifie bien la visite.

La visite initiale se fait généralement chez le médecin de famille. Si la personne n'a pas de médecin de famille attitré, comme cela arrive assez souvent, une visite dans une clinique sans rendez-vous peut être faite. Toutefois, la personne elle-même ou l'accompagnateur pourra exiger du médecin de garde une demande de consultation dans l'une des nombreuses cliniques de la mémoire que l'on trouve un peu partout au Québec, au Canada et en France.

Après le diagnostic, la prise en charge est souvent faite conjointement par la clinique de la mémoire et le médecin de famille, dont le cabinet est généralement situé plus près de la résidence de la personne atteinte.

UNE FOIS LE DIAGNOSTIC ÉTABLI, DOIT-ON LE DIRE À LA PERSONNE ?

La règle générale veut qu'on dise la vérité à la personne ayant la maladie d'Alzheimer si elle pose une question directe – « Docteur, est-ce que j'ai la maladie d'Alzheimer ? » –, à moins qu'il y ait risque de réaction catastrophique, c'est-à-dire une réaction dépressive ou d'angoisse intense pouvant causer beaucoup de détresse et possiblement mener à un geste suicidaire. Cela est relativement rare si l'on considère le grand nombre de personnes qui vivent cette expérience. Habituellement, le médecin, avec l'aide des proches, évalue ce risque avant de révéler le diagnostic à la personne atteinte. La littérature scientifique parle à ce sujet de *progressive disclosure*, soit le fait de donner l'information progressivement selon les questions de la personne ayant la maladie d'Alzheimer.

Par contre, il faut que le médecin avise un mandataire ou une personne de confiance dès que le diagnostic est posé, car une série de questions critiques seront à considérer sous peu, et des décisions devront être prises : mandat en cas d'inaptitude et procuration générale, sécurité au volant, sécurité à domicile, gestion financière et beaucoup d'autres sujets.

LE MANDAT EN CAS D'INAPTITUDE ET LA PROCURATION

Il est de plus en plus d'usage qu'un adulte choisisse à l'avance un mandataire (l'expression utilisée au Québec) ou une personne de confiance (l'expression utilisée en France) au cas où une maladie ou un accident le rendrait inapte à effectuer des choix éclairés pour lui-même plus tard. Comme on parle ici d'étapes inévitables, il faut absolument que la personne atteinte fasse ce choix pendant qu'elle en est apte et qu'elle est en possession de tous ses moyens. Le document le plus recommandé est la combinaison d'une procuration générale et d'un mandat en cas d'inaptitude faits chez un notaire (ou un avocat au Canada). Les dispositions habituelles sont :

- le transfert des décisions financières à un proche, à titre de mandataire – en d'autres termes, la personne confie dès lors l'administration de ses finances personnelles à une tierce personne ;
- le transfert des décisions d'ordre médical à un proche, à titre de mandataire – en d'autres termes, la personne confie les décisions futures d'ordre médical à une tierce personne.

Ce document peut aussi contenir un certain nombre de dispositions qui définissent clairement les intentions de la personne atteinte de la maladie :

- le consentement (ou pas) à la réanimation cardiaque – la personne accepte-t-elle ou non qu'on tente de la réanimer à la suite d'un arrêt cardiaque, d'un accident cardiovasculaire ou autre ;
- le maintien artificiel (ou pas) de la vie ;

- l'intérêt pour la participation à la recherche médicale – c'est-à-dire l'essai de médicaments expérimentaux ou autres interventions diagnostiques ou thérapeutiques.

Il est habituel de désigner son conjoint et au moins un des enfants, un frère ou une sœur comme mandataire. Si ce document n'est pas fait en temps requis et que la personne est devenue inapte, il faut que la famille aille chez un notaire ou un avocat pour former un « conseil de famille » qui élira une ou deux personnes qui agiront comme curateur privé. C'est une démarche plus coûteuse et qui rend plus difficile l'obtention d'un consensus sur les grandes décisions à prendre.

Après le diagnostic de maladie d'Alzheimer, il devient aussi très difficile de faire ou de modifier un testament, car il pourrait être contesté après le décès par un héritier frustré. Une expertise relative à la compétence peut toujours être livrée par un médecin spécialisé avant l'exécution du testament, mais l'expérience démontre que le testament est presque toujours annulé quand il a été fait une fois le diagnostic posé, s'il y a une contestation présentant une contre-expertise. Une telle démarche entraîne donc des coûts supplémentaires et n'a que peu de chances de succès.

Pour éviter toute ambiguïté, tout frais inutile, toute frustration, mieux vaut prévenir : il est essentiel de faire appel à un notaire pour préparer à la fois un testament et un mandat en cas d'inaptitude, des documents qui témoigneront des choix et des volontés de l'individu concerné. Une situation claire facilitera sa vie et celle de ses proches. Les coûts ne sont pas prohibitifs et les bénéfices seront énormes.

LA PERSONNE DOIT-ELLE PRENDRE DES MÉDICAMENTS CONTRE LA MALADIE D'ALZHEIMER ?

Les médicaments accessibles actuellement ne sont pas curatifs, mais ils atténuent certains symptômes chez plus de la moitié des gens pendant un an ou deux. Les données les plus récentes suggèrent que la combinaison des deux groupes de médicaments qui agissent sur l'acétylcholine et le glutamate retarde significativement l'entrée en institution de soins de longue durée (ou centre d'accueil) ; ils gardent donc les gens aux stades légers à modérés plus longtemps. Il est courant dans le milieu médical de faire l'essai d'au moins un ou deux de ces médicaments pour une période minimale de six mois, et d'en évaluer les effets, qui varient beaucoup d'une personne à l'autre. Heureusement, les effets secondaires sont faibles et réversibles.

Il faut ajouter que des maladies facilement traitables peuvent accompagner la maladie d'Alzheimer, telles que la dépression et une carence de certaines vitamines comme la B12. Il est souvent nécessaire de traiter ces problèmes avant d'arriver au diagnostic final de maladie d'Alzheimer.

LA PERSONNE PEUT-ELLE ENCORE CONDUIRE UNE AUTOMOBILE ?

Soyons réalistes : toute personne atteinte de la maladie d'Alzheimer devra cesser de conduire à un certain moment. Au Québec, la loi permet une certaine flexibilité et le permis de conduire peut être modifié progressivement : restreindre la conduite automobile à une petite ville ou à un village familier, imposer de conduire accompagné d'un adulte. Une évaluation de conduite sur route par le bureau des permis de conduire ou par un ergothérapeute à l'hôpital ou en clinique experte peut être exigée par la Société de l'assurance automobile du Québec (SAAQ) au Québec. Si les proches sont inquiets de la capacité à conduire d'une personne ayant la maladie d'Alzheimer, il faut le signaler tout de suite au médecin traitant ; celui-ci en avertira la SAAQ, qui prendra une décision sur la base des renseignements médicaux et du dossier du conducteur (accidents ou arrestations antérieurs). La demande de suspension du permis par le médecin est aussi possible en France, en utilisant les voies officielles. Il est à noter que le retrait du permis de conduire est généralement moins problématique pour une femme que pour un homme, car ceux-ci ont parfois tendance à résister à la perte de ce privilège et, dans certains cas extrêmes, peuvent décider de conduire sans avoir de permis valide. Une telle situation requerra une intervention de la famille ou du conjoint (du genre « L'auto est en panne ! »).

L'idéal est d'amener la personne à prendre la décision par elle-même, car plusieurs comprennent bien l'impact des symptômes de la maladie sur la capacité à conduire un véhicule. Une réduction progressive des distances permises pour la conduite permet une transition plus douce vers la cessation complète. La pire solution, mais parfois la seule, est de se départir du véhicule.

LA PERSONNE PEUT-ELLE DEMEURER SEULE ET ÊTRE EN SÉCURITÉ ?

Beaucoup de femmes atteintes de la maladie d'Alzheimer vivent seules pendant un certain temps,

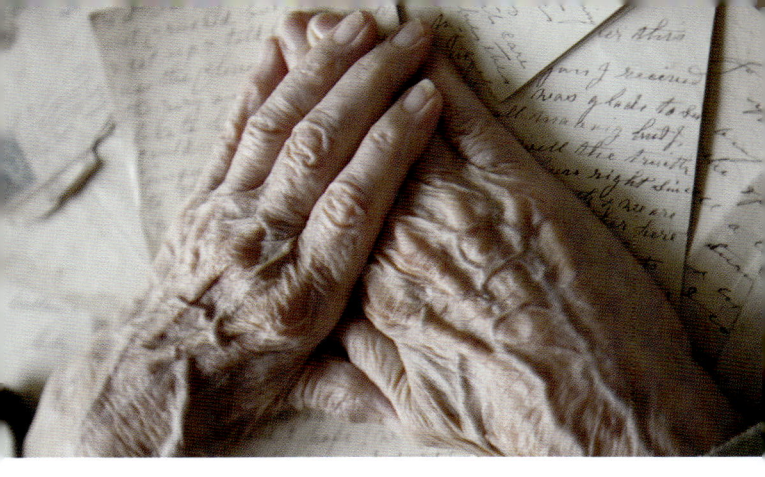

et la famille s'en inquiète. Il existe des indices de dangerosité : la présence de nourriture dans le réfrigérateur dont la date de péremption est largement dépassée, la porte d'entrée qui reste déverrouillée, la cuisinière ou la bouilloire restée en fonction sans surveillance, des invitations faites à des étrangers d'entrer dans la maison. La cigarette peut aussi devenir problématique avec le temps, principalement à cause des risques d'incendie. À la demande du médecin traitant, une visite régulière à domicile faite par une tierce personne peut aider à rassurer tout le monde : une travailleuse sociale, un ergothérapeute ou une infirmière. Il s'agit des centres locaux de services communautaires (les CLSC) au Québec, des centres de services communautaires ou à domicile au Canada et des caisses régionales d'assurance maladie (les CRAM) en France. Les médicaments peuvent être pris en charge conjointement par le CLSC et le pharmacien qui prépare la médication pour chaque semaine dans une boîte (dosette) ou un carton à bulles. On peut demander que des repas soient livrés à domicile une ou deux fois par semaine.

Au Canada, une aide ménagère est offerte une fois par semaine. Le port d'un bracelet d'appel d'urgence, qui permet d'activer à distance une alarme ou les urgences médicales, est fortement recommandé pour les personnes qui vivent seules et sont susceptibles de faire une chute.

Ces services sont offerts à un coût mensuel raisonnable, et la famille peut demander à la société de services de communiquer régulièrement avec la personne vivant seule pour s'assurer que tout va bien.

Il faut planifier la perte d'autonomie avec l'aide d'un travailleur social du CLSC ou du privé. Il est possible de visiter des « résidences avec services ». Dans ce type de structure, les différents services sont proposés à l'unité en fonction des besoins de la personne : l'administration de médicaments au cours de la journée aux heures appropriées, le service de repas en salle commune, la lessive et le ménage, le service de sécurité vingt-quatre heures par jour, le transport par autobus au centre commercial, les excursions, etc. Généralement, une infirmière est présente en permanence durant le jour et un médecin généraliste effectue des visites hebdomadaires. Au Canada, la plupart des services qui favorisent l'autonomie des personnes âgées sont remboursés en partie par les différents paliers de gouvernement, sous forme de crédits d'impôt ou de suppléments de pension.

LA PERSONNE PEUT-ELLE SORTIR SEULE ?

Dans le climat nordique du Canada, des tragédies se produisent en hiver lorsque des personnes sorties de chez elles s'égarent et meurent de froid. Trop souvent il s'agit de personnes atteintes de la maladie d'Alzheimer qui ont échappé à la vigilance de leur entourage. L'explication

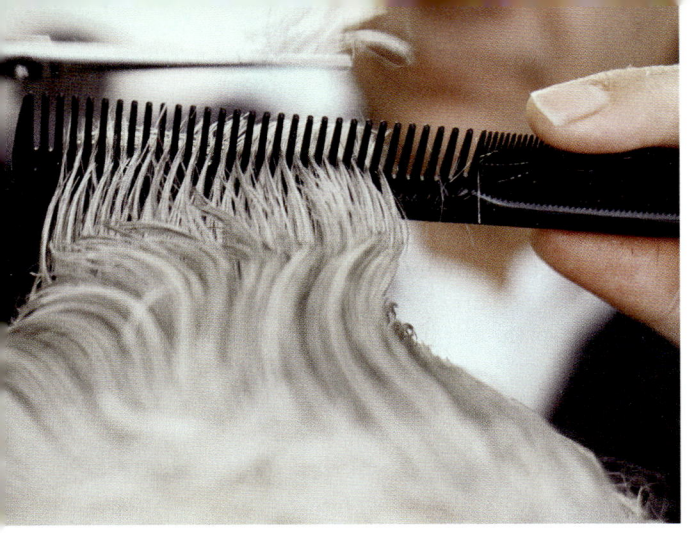

d'un tel phénomène est assez simple. Au fur et à mesure que la maladie progresse, non seulement les souvenirs disparaissent, mais les points de repère dans l'espace s'effacent aussi.

Concrètement, imaginez qu'une personne, en quittant sa maison, reconnaisse sans problème la clôture de son voisin, la façade de la maison d'en face, la borne d'incendie du coin de la rue, le feu de circulation en face du restaurant, etc. Mais sur le chemin de retour, elle ne se souvient que du panorama de la rue où elle habite comme elle le voit de son propre balcon, sans aucun souvenir des mêmes repères vus de l'angle opposé ! Cette rue, en fait, ne ressemble plus à rien de ce dont elle se souvient. On comprend dès lors qu'il peut lui arriver facilement de passer tout droit. De là naît le phénomène d'errance. La personne est à la recherche d'un ensemble de repères qu'elle a l'habitude de voir d'une certaine façon, à partir d'un certain point de vue... mais elle ne les trouve pas.

Il est important pour l'entourage d'une pe
atteinte de la maladie d'Alzheimer d'antic
désorientation spatiale en l'obligeant à porter un bracelet
d'identification (au Canada, il est fourni par la Société
Alzheimer et affiche un numéro d'identification
unique qui permettra à tout policier de ramener la
personne égarée chez elle). On discute actuellement
de la possibilité d'utiliser un GPS pour localiser plus
vite des personnes qui sont à risque de s'enfuir, de
« fuguer ».

Il est parfois nécessaire de poser un loquet assez haut
sur les portes donnant sur l'extérieur pour prévenir les
fugues, car il n'est pas rare que les personnes atteintes de
la maladie d'Alzheimer se lèvent en pleine nuit à cause
de désordres du sommeil.

QUE FAIRE SI LA PERSONNE SE FÂCHE ?

Plusieurs troubles de l'humeur et du comportement
peuvent survenir à certains stades de la maladie. Il
convient d'apporter certaines précisions à leur sujet :

- ces troubles de l'humeur et du comportement ne
  sont pas permanents ;
- ils sont souvent déclenchés par un phénomène
  externe (un bruit, l'obscurité) qui peut être modifié ;
- il sera parfois nécessaire de traiter ces symptômes avec
  un ou des médicaments, mais seulement pendant un
  temps limité (habituellement pas plus de trois mois) ;
- il n'est pas recommandé de faire prendre des somnifères, qui causent souvent des chutes et augmentent
  la confusion nocturne ;
- il est bon de consulter le médecin traitant, pour mieux
  comprendre et gérer ces troubles.

Les comportements agressifs peuvent devenir une source importante de stress et d'épuisement chez l'aidant naturel ou le soignant. C'est souvent le facteur déclencheur qui soulève la question de l'institution-nalisation : « Est-ce le moment ? » Ces comportements compliquent souvent l'administration des soins et surtout la qualité de vie. Heureusement, la violence physique, plutôt rare, peut être évitée avec un peu de tact : il faut éviter de contraindre la personne ou d'uti-liser la force, garder son calme et approuver ce qu'elle dit. Ce type de colère est souvent cyclique et survient plus souvent vers la fin de la journée. Il est important de déterminer la source de frustration et d'essayer d'en amoindrir les répercussions.

Le recours temporaire à des médicaments est parfois nécessaire et doit être discuté avec le médecin traitant. Heureusement, ces écarts sont généralement transitoires, mais ils sont suffisamment perturbateurs pour enclencher une réflexion familiale sur la nécessité de planifier l'héber-gement en centre de soins de longue durée.

QUAND EST-IL TEMPS DE PLACER LA PERSONNE EN CENTRE D'ACCUEIL ?

Devant une situation presque inévitable dans les sociétés et la culture occidentales, c'est probablement la décision la plus déchirante à prendre pour un proche parent. Dans certaines circonstances évidentes, l'héber-gement s'impose d'urgence : la personne vit seule, est mal nourrie, tombe souvent... Il existe des ressources intermédiaires, ou « résidences avec services », petites ou grandes, qui peuvent très bien faire l'affaire pour un temps.

Il est préférable d'agir assez tôt dans l'évolution de la maladie pour profiter au maximum des ressources à domicile et des ressources intermédiaires, mais aussi pour planifier à moyen terme (de six à douze mois) le besoin d'hébergement en centre de soins de longue durée. La famille peut indiquer une préférence pour l'endroit selon la géographie, la langue de la personne et son groupe culturel. L'attente varie de quelques mois à quelques années selon l'endroit choisi. Il existe aussi de nouveaux centres de soins spécialisés privés où un étage complet est dédié aux soins des personnes atteintes de la maladie d'Alzheimer. Toutefois, le coût annuel de ces centres privés ou semi-privés est relativement élevé.

LA PERSONNE PEUT-ELLE CESSER DE PRENDRE LES MÉDICAMENTS ?

Certains médicaments pris pendant longtemps pour prévenir une crise cardiaque ne sont plus nécessaires au-delà d'un certain âge. D'autres médicaments augmentent la confusion, d'autres encore ne sont plus appropriés pour une personne qui ne marche plus ou qui a perdu beaucoup de poids. Il est donc normal que le médecin du centre d'accueil et son équipe discutent avec le mandataire (ou le curateur) de la possibilité d'arrêter progressivement l'administration des médicaments jugés dorénavant inutiles.

Il n'existe pas de processus décisionnel clair qui permette de savoir quel est le moment le plus approprié pour cesser la prise de médicaments. Plusieurs facteurs comme la vitesse du déclin, l'état général du patient, les maladies concomitantes et la durée de la maladie entrent en ligne de compte pour la prise de décisions.

DOIT-ON TRAITER LA PROCHAINE PNEUMONIE ?

Une pneumonie est la cause la plus fréquente du décès. Il est souvent possible de la voir venir lorsque les personnes atteintes de la maladie d'Alzheimer s'étouffent en buvant, puis en mangeant. Il est alors d'usage d'interroger le mandataire (ou le curateur) quant au degré de soins appropriés à donner :

- transférer la personne dans un hôpital et la « ressusciter » ;
- la garder sur place en la traitant avec des antibiotiques par voie orale ;
- la garder sur place en prodiguant des soins de confort tels que l'oxygène et la morphine par timbre cutané.

Prendre une décision ne pose habituellement pas trop de problèmes si l'on tient compte de la qualité de vie de la personne. En revanche, elle sera grandement facilitée si la personne atteinte a pris soin d'exprimer clairement, dans son mandat, ses volontés précises concernant la ressuscitation, les soins de confort et autres traitements possibles. Cette discussion aura aussi souvent été l'occasion de décider d'avoir recours ou non à une autopsie pour confirmer la nature exacte du décès et de la maladie, et de préserver ou non le cerveau dans une banque pour faciliter la recherche médicale sur les causes de la maladie.

QUAND DOIT-ON INTERVENIR POUR ÉVITER QUE L'AIDANT NATUREL NE DEVIENNE LUI-MÊME MALADE ?

S'occuper d'un conjoint ou d'un parent atteint de la maladie d'Alzheimer et garder la personne à la maison constitue une très grande source de stress, et exige parfois des efforts physiques importants. Il est courant que le soignant naturel finisse par atteindre ses limites et s'effondre sous la pression. Nous l'avons vu, de nombreuses décisions importantes reposent sur les épaules de ce dernier au cours de l'évolution de la maladie. Pis, avec la progression de la maladie, l'aidant est de plus en plus isolé, au point de perdre le contrôle de sa vie sociale. Les moments de répit deviennent de plus en plus rares, alors que les services de garde à la maison tels que le Baluchon Alzheimer (en Belgique) sont peu nombreux au Canada et en France. Il n'est pas rare que le sommeil de l'aidant naturel soit fortement perturbé, causant du surmenage et de la fatigue accumulée. Le découragement et la tristesse sont fréquents et sont trop souvent considérés comme normaux compte tenu de la situation. Prenez garde ! C'est précisément à ce stade de découragement que les symptômes de la dépression apparaissent. La dépression se manifeste le plus souvent sous forme de fatigue permanente, de douleur physique et de perte de poids. De plus, la dépression engourdit les fonctions du cerveau, provoquant une perte d'intérêt et d'envie d'agir chronique.

Avant d'en arriver là, il est crucial de connaître les services qui sont offerts pour le malade et pour l'aidant. La plupart des associations Alzheimer locales offrent des réunions d'entraide et de soutien aux malades et aux aidants, et il existe plusieurs services de garde à domicile qui permettent à l'aidant de sortir et d'avoir un répit. Les membres de la famille sont là eux aussi, et peuvent partager les responsabilités : il n'y a rien de honteux à demander de l'aide ! Dès les premiers signes de dépression, s'il y a lieu, l'aidant devrait consulter son médecin pour voir ce qu'il y a à faire. L'activité physique est bénéfique non seulement pour le patient, mais aussi pour l'aidant. Bref, il faut contrecarrer l'isolement et utiliser les services qui sont offerts. Le pire, c'est de ne rien faire, car ce sont les deux personnes, l'aidant et la personne atteinte, qui en souffriront.

En résumé

Les grandes décisions à prendre au cours de la maladie d'Alzheimer

Il est rare qu'une personne atteinte de la maladie d'Alzheimer se présente d'elle-même chez le médecin. C'est aux membres de la famille d'être vigilants et d'exiger qu'elle subisse un bilan de la mémoire complet pour pouvoir agir dès que cela sera nécessaire.

On ne doit pas cacher le diagnostic à la personne atteinte, mais il convient de le livrer par étapes, au cours de plusieurs visites. Un parent ou un aidant naturel doit donc être clairement mis au fait de la situation, car certaines décisions devront être prises dans les mois suivant le diagnostic.

De concert avec la personne atteinte, il faut préparer un mandat en cas d'inaptitude, un testament et une procuration notariée qui confie la gestion de ses avoirs à un tiers pour des raisons de sécurité financière. Il faut également aborder le sujet de la conduite automobile avec le médecin traitant. La décision d'entamer les procédures de prise en charge à temps plein du patient par une institution spécialisée est le fruit d'un processus qui implique généralement le médecin traitant. Elle nécessite les documents appropriés.

La cessation de l'administration des médicaments utilisés dans le traitement de la maladie d'Alzheimer est un sujet délicat. Il n'existe pas de formule magique permettant de décider du meilleur moment de le faire.

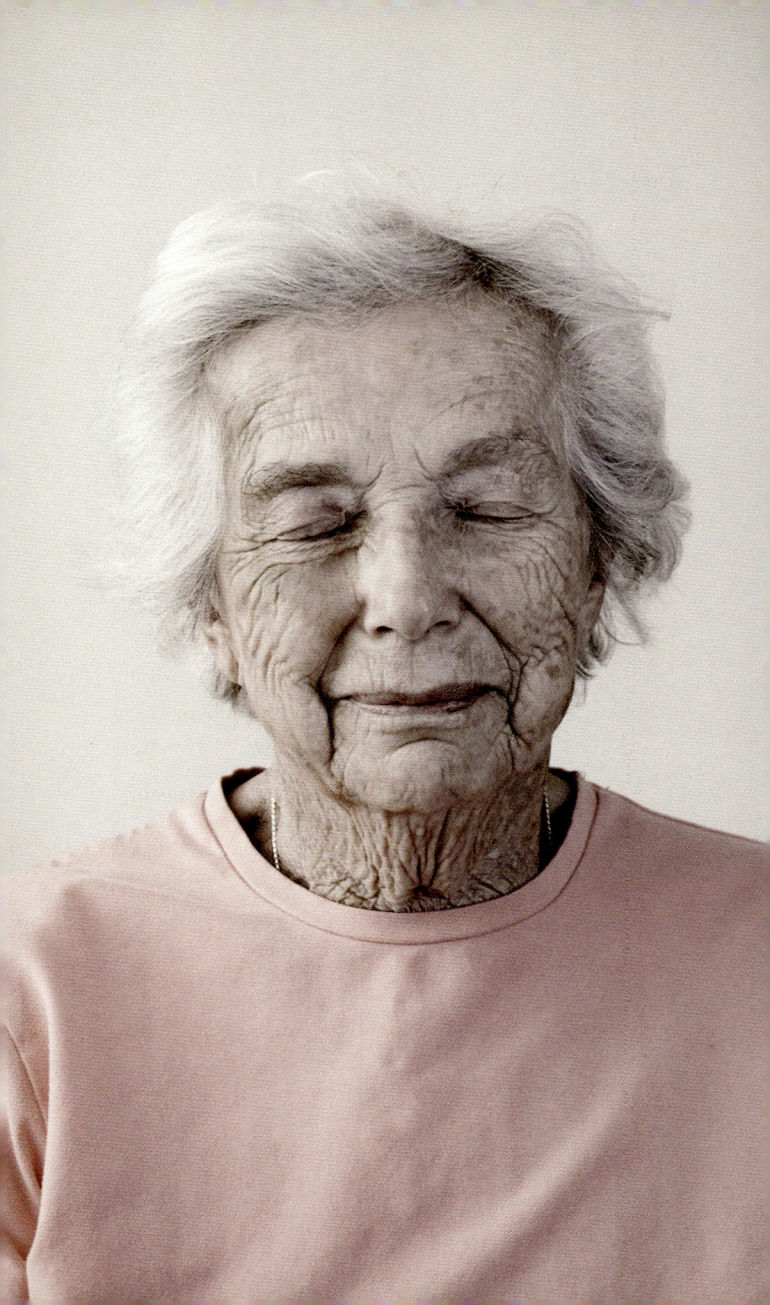

CONCLUSION

Cent ans de progrès et d'espoir

« Il faut déjà avoir appris beaucoup de choses
pour savoir demander ce qu'on ne sait pas ! »

Jean-Jacques Rousseau

Nous avons vu dans les différents chapitres de ce livre
que le domaine médical a fait énormément de progrès
depuis les découvertes initiales du professeur Alzheimer,
il y a de cela près de cent ans.

Dans le cadre des formes dites « familiales pures »,
nous connaissons maintenant trois gènes qui sont directement responsables du déclenchement de la maladie
dans quelques familles éparpillées un peu partout dans
le monde. Des efforts systématiques sont déployés
pour trouver ces familles et les inviter à participer à la
recherche thérapeutique ciblée.

Dans la forme sporadique plus tardive de la
maladie d'Alzheimer, nous avons détecté des variantes
génétiques qui affectent de façon significative le taux
de risque d'avoir la maladie, l'âge auquel la maladie
commence et même la vitesse à laquelle elle progresse.

Ces variations génétiques pourront aider à choisir la meilleure approche thérapeutique pour chaque individu, comme il est maintenant possible de le faire pour certains cancers.

En outre, quatre médicaments symptomatiques (qui s'attaquent spécifiquement aux symptômes de la maladie) ont été élaborés par l'industrie pharmaceutique dans les années 1990 et 2000. De très nombreux essais thérapeutiques ont été effectués ou sont présentement en cours d'expérimentation pour découvrir de nouvelles molécules susceptibles de ralentir et même de stopper la maladie d'Alzheimer. En dépit d'un certain nombre d'échecs depuis l'approbation du dernier médicament en 2006, nous avons appris beaucoup de ces études cliniques et avons raffiné d'autant plus la compréhension de la maladie et des mécanismes moléculaires qui sont responsables de la mort des cellules cérébrales.

Du point de vue diagnostique, nous avons au cours de la dernière décennie grandement amélioré la façon de reconnaître la maladie d'Alzheimer, et ce, de plus en plus tôt. Par exemple, en 2004, les données démographiques de l'Étude canadienne sur la santé et le vieillissement (ECSV), combinées aux statistiques sur la vente des médicaments utilisés dans le traitement de la maladie d'Alzheimer, démontraient que sur les quelque 250 000 personnes atteintes de la maladie d'Alzheimer à cette époque, à peine 20 % avaient reçu un diagnostic adéquat et un traitement approprié. À la surprise générale, près de 15 % des gens avaient reçu le diagnostic, mais ne prenaient aucun médicament. Finalement, 65 % des Canadiens atteints de cette maladie n'avaient reçu ni diagnostic ni traitement.

Les raisons de cette triste situation qui prévalait il y a dix ans sont multiples. Parmi les plus importantes, on compte des préjugés qui ont la vie dure encore aujourd'hui : la perte de mémoire est tout à fait normale après un certain âge... même si le cas est grave ! Ou encore : dépression ou Alzheimer, c'est du pareil au même, ça va passer. Nous avons même entendu à cette époque des médecins de famille qui doutaient fortement de la validité des études scientifiques ayant mené à l'approbation des médicaments utilisés aujourd'hui dans le traitement de la maladie d'Alzheimer.

Ces attitudes s'expliquent assez facilement si on compare la maladie d'Alzheimer à la maladie de Parkinson. Lors de l'administration de la première dose de médicament antiparkinsonien, on voit en quelques minutes une amélioration notable quant au tremblement, à la lenteur ou à la rigidité qui sont caractéristiques de la maladie de Parkinson. Dans le cas de la maladie d'Alzheimer, l'atténuation des symptômes peut prendre jusqu'à trois mois avant de se manifester. Parfois, le résultat le plus visible est l'absence de déclin, par opposition à une amélioration rapide comme celle qui est observée chez les sujets parkinsoniens.

La maladie d'Alzheimer est donc différente de certaines autres maladies qu'on retrouve chez les personnes âgées, et les attentes à l'égard de la réponse aux médicaments doivent être ajustées à la réalité. Un patient souffrant de diabète vivra lui aussi une réduction des symptômes subtile et peu visible, malgré la prise de médicaments.

Fort heureusement, la situation diagnostique s'est grandement améliorée depuis la publication des données canadiennes de 2004. À patir de ce moment, la proportion des sujets diagnostiqués a monté en flèche, tout comme la prescription des médicaments anti-Alzheimer. De plus, de nouveaux critères diagnostiques pour détecter la maladie d'Alzheimer qui tiennent compte des mesures du métabolisme cérébral grâce au scan à positons permettront de poser un diagnostic avant le stade de la perte d'autonomie.

Enfin, depuis environ quatre ans, c'est la notion de prévention qui occupe l'avant-scène de la recherche médicale en Occident. Cette situation s'est imposée un peu en réaction à la difficulté que nous avons à mettre au point des médicaments efficaces pour arrêter la progression de la maladie. Il y a même un dynamisme renouvelé de la part des centres de recherche universitaires, qui ont conçu et déployé des études de prévention de très grande envergure en utilisant les vitamines E et C, les anti-inflammatoires ou bien le ginkgo biloba comme traitements préventifs. Bien que n'ayant pas mené à la découverte d'un traitement prévenant la maladie, ces études ont démontré aux gouvernements et à l'industrie pharmaceutique qu'il était possible de mettre sur pied ce genre d'approche ambitieuse sans pour autant perdre le contrôle des coûts. Maintenant que la faisabilité de telles études est établie, il est temps de passer à l'étape suivante. C'est précisément dans cette foulée qu'on a vu apparaître des études bien structurées pour analyser les bénéfices de l'exercice et du régime de type méditerranéen.

De nouvelles études préventives sont en cours de préparation pour évaluer différents types d'agents anti-inflammatoires de même que certaines thérapies antidiabétiques et anti-hypertension chez des gens sans symptômes. Cela dit, la recherche de nouveaux médicaments pour les personnes déjà atteintes de la maladie continue d'aller bon train, et les résultats de ces efforts seront rendus publics dans les prochaines années.

On le voit bien par les nouvelles tendances rapportées dans les médias : les gens âgés, de même que les baby-boomers, qui entrent de plain-pied dans l'âge de la retraite, s'efforcent de faire plus d'exercice et s'alimentent mieux que les générations précédentes. Personne ne sera surpris d'apprendre qu'il existe chez eux une forte appréhension face aux maladies du cerveau, en particulier la maladie d'Alzheimer, qui frappent le plus souvent les gens âgés, de plus en plus nombreux au XXIe siècle. Des études statistiques sophistiquées ont permis de le déterminer avec précision : si les scientifiques étaient capables de retarder aujourd'hui l'apparition de la maladie d'Alzheimer de deux ans seulement, il y aurait une réduction de plus de 26 % du nombre de personnes atteintes en moins d'une génération. Mieux encore, si nous parvenions à retarder l'apparition de la maladie d'Alzheimer de quelque cinq ou même dix ans, il y aurait de 50 à 90 % moins de personnes affectées.

Vu sous cet angle, l'objectif de retarder l'apparition de la maladie d'Alzheimer s'avère beaucoup plus réaliste que celui de renverser le processus de perte des cellules cérébrales qui, on le sait depuis très longtemps, a peu de chances de réussir, même si l'on fonde des espoirs dans la technologie des cellules souches.

L'avenir s'annonce donc prometteur, bien que les défis scientifiques et médicaux demeurent importants. Notre compréhension exhaustive de la maladie permet d'entrevoir de nouvelles solutions thérapeutiques que nous ne soupçonnions pas il y a de cela à peine cinq ans. La prolifération en Amérique et en Europe de nouveaux centres de recherche dédiés à la prévention de la maladie d'Alzheimer donne le coup d'envoi à une nouvelle phase de la recherche médicale sur les causes et les traitements de la maladie d'Alzheimer, une phase prometteuse et porteuse d'espoir.

Postface

J'écris ces lignes quelques semaines à peine après le décès de ma mère, survenu à l'aube du 2 juin 2011. Mais mon deuil aura commencé il y a au moins quinze ans. Toutes ces années, je l'ai accompagnée, jusqu'à son dernier souffle, dans le funeste labyrinthe de la maladie d'Alzheimer, qui l'a dépossédée de tout ce qu'elle était. Belle et éloquente, battante en faveur de la justice sociale, l'équité, l'égalité entre les hommes et les femmes, le droit à l'éducation, la démocratie, la liberté. Des principes qu'elle a défendus courageusement, en prenant tous les risques, notamment sous le régime de terreur de François Duvalier et de ses macoutes sanguinaires en Haïti. Frondeuse, vive, passionnée de lettres et d'opéra, infatigable altruiste, mais aussi mère aimante, toujours inquiète pour ses deux filles, qu'elle a dû élever seule lorsque l'exil l'a amenée à franchir l'océan et repartir de zéro au Canada, en terre québécoise. Elle y est parvenue, en affrontant quantité d'épreuves et de tourments.

Luce Depestre, ma maman lumineuse, mon héroïne. Elle eût mérité de se reposer et de contempler tout ce qu'elle a accompli et tout ce qu'elle nous a aidés – nous, ses enfants, et combien d'autres – à réaliser.

Très proche d'elle, lorsque les premiers assauts de la maladie se sont manifestés, j'ai cherché désespérément à comprendre ce qui lui arrivait : s'agissait-il d'une dépression des suites d'un accident de travail qui l'avait forcée à cesser son activité, ou d'un trouble vasculaire cérébral non dépisté, ou encore en raison de circonstances et de tensions familiales qui la chagrinaient profondément, voire de tout cela à la fois ? Elle n'arrivait plus à suivre une discussion ni à y participer, était de plus en plus taciturne, avait des incohérences et des accès de panique. Les médecins, au moins quatre, et les naturopathes, qu'elle a d'elle-même consultés, alarmée de se sentir sombrer dans un état où tout semblait se dérober, n'ont rien fait d'autre que lui prescrire un cocktail ahurissant de somnifères, calmants, antidépresseurs, vitamines et placebos de toutes sortes. Lorsque je m'en suis rendu compte, j'ai rabroué le pharmacien qui, commerçant avant tout, avait ignoré le dangereux chevauchement des prescriptions sans jamais questionner les médecins.

Mes nombreux appels à l'aide auprès de travailleurs sociaux m'ont valu quelques commentaires désobligeants suggérant que je n'acceptais pas que ma mère vieillisse. J'avais d'autant plus raison de m'inquiéter qu'elle n'avait pas soixante-cinq ans !

C'est au détour d'une entrevue avec un grand spécialiste de la maladie d'Alzheimer, nul autre que le Dr Serge

Gauthier, que j'ai compris, au fil de ses réponses à mes questions, que les symptômes qu'il décrivait correspondaient de façon troublante à ce qu'il m'était donné de constater dans les comportements de plus en plus déroutants de ma mère. « Vous permettez que je la voie pour des tests ? » m'a-t-il demandé lorsque je lui eus confié mon désarroi après l'émission. Le diagnostic est tombé et je l'ai reçu comme un poignard dans la gorge !

La traversée fut pendant des années douloureuse et exténuante. Je suis devenue une « aidante naturelle », en d'autres termes la mère de ma mère. Par-delà mes lourdes obligations professionnelles, personnelles et parentales, je devais veiller à tout pour elle : les factures en souffrance, les montants importants dont elle a été escroquée, les soins, l'hygiène, les courses, les crises d'angoisse, de délire, de confusion, de déni et de révolte. Infirmière en psychiatrie et en gériatrie, elle savait ce qui l'attendait. J'ai dû, pendant des mois, talonner les services sociaux pour de l'assistance d'urgence à domicile, qu'ils ne pouvaient garantir qu'à hauteur de deux ou trois heures par semaine. Puis j'ai fait l'expérience cauchemardesque de services privés, très coûteux, d'appartements prétendûment supervisés pour des personnes âgées en perte d'autonomie, très attrayants à première vue mais où le charlatanisme, la dangereuse incompétence et les abus, faute de contrôle rigoureux de l'État, sont répandus. En désespoir de cause, pour sa protection – son cas s'aggravant de plus en plus et moi-même me trouvant au bord de l'épuisement –, j'ai réussi à la faire admettre *in extremis* sur la longue liste d'attente des Centres hospitaliers de soins de longue durée (CHSLD). Je dois dire que prendre la décision d'un placement dans un centre de soins, ce qui dans ma culture d'origine est presque considéré comme un crime, a été déchirant !

Toute ma gratitude va aux équipes de la Société Alzheimer, au personnel infirmier et médical des services publics, respectueux de la dignité du malade, attentifs, dévoués et compétents, qui m'ont aidée à trouver le répit et la sérénité nécessaires pour mieux assister ma mère, maintenir le contact vital avec elle alors même qu'elle était complètement grabataire, que la parole, la mémoire, toutes les facultés cognitives l'avaient quittée et jusque dans les soins palliatifs. Maman, par toi, avec toi, à tes côtés, j'ai grandi.

Dans ce livre remarquable et précieux, je retrouve tout ce que j'ai appris en questionnant le Dr Gauthier et plus encore au sujet de l'ampleur des défis que nous pose, individuellement et collectivement, la maladie d'Alzheimer. La récurrence de cette maladie dans ma famille me fait craindre le facteur génétique. Investir dans la recherche, protéger les malades, assister les proches, tout cela est fondamental.

Michaëlle Jean
27e gouverneur général et commandant
en chef du Canada (2005-2010)
Envoyée spéciale de l'UNESCO pour Haïti

Pour en savoir plus...

CHAPITRE 1 – **Le professeur Alois Alzheimer : un homme de science et de cœur**

ENGSTROM, E. J. (2007), « Researching dementia in imperial Germany: Alois Alzheimer and the economies of psychiatric practice », *Culture, Medicine and Psychiatry*, vol. 31, n° 3, p. 405-412.

GOEDERT, M. et B. GHETTI (2007), « Alois Alzheimer: his life and times », *Brain Pathology*, vol. 17, n° 1, p. 57-62.

MAURER, K., S. VOLK et H. GERBALDO (1997), « Auguste D. and Alzheimer's disease », *The Lancet*, vol. 349, n° 9064, p. 1546-1549.

VERHEY, F.R. (2009), « Alois Alzheimer (1864-1915) », *Journal of Neurology*, vol. 256, n° 3, p. 502-503.

CHAPITRE 2 – **Une maladie aux allures d'épidémie**

ALZHEIMER'S DISEASE INTERNATIONAL (2010), *World Alzheimer Report 2010, The Global Economic Impact of Dementia*, Londres, Alzheimer Disease International.

GAUTHIER, S. (dir.) (2007), *Clinical Diagnosis and Management of Alzheimer's Disease*, Oxford (UK), Informa Healthcare.

WILMOTH, J.R. (2000), « Demography of longevity: past, present and future trends », *Journal of Experimental Gerontology*, vol. 35, nos 9-10, p. 1111-1129.

CHAPITRE 3 – Le diagnostic de la maladie d'Alzheimer

CUMMINGS, J.L., M. MEGA et coll. (1994), « The neuropsychiatric inventory : comprehensive assessment of psychopathology in dementia », *Neurology*, vol. 44, no 12, p. 2308-2314.

DUBOIS, B., H.H. FELDMAN et coll. (2007), « Research criteria for the diagnosis of Alzheimer's disease: revising the NINCDS-ADRDA criteria », *The Lancet Neurology*, vol. 6, no 8, p. 734-746.

GÉLINAS, I., L. GAUTHIER, M. MCINTYRE et S. GAUTHIER (1999), « Development of a functional measure for persons with Alzheimer's disease: the disability assessment of dementia », *American Journal of Occupational Therapy*, vol. 53, no 5, p. 471-481.

MCKHANN, G., D. DRACHMAN et coll. (1984), « Clinical diagnosis of Alzheimer's disease: report of the NINCDS-ADRDA Work Group under the auspices of the Department of Health and Human Services Task Force on Alzheimer's Disease », *Neurology*, vol. 34, no 7, p. 939-944.

MCKHANN, G.M., D.S. KNOPMAN et coll. (2011), « The diagnosis of dementia due to Alzheimer's disease: recommendations from the National Institute on Aging-Alzheimer's Association workgroups on diagnostic guidelines for Alzheimer's disease », Alzheimer's & Dementia, vol. 7, p. 263-269.

NASREDDINE, Z.S., N.A. PHILLIPS et coll. (2005), « The Montreal Cognitive Assessment, MoCA: a brief screening tool for mild cognitive impairment », *Journal of the American Geriatrics Society*, vol. 53, p. 695-699.

POULIN DE COURVAL, L., I. GÉLINAS et coll. (2006), « Reliability and validity of the Safety Assessment Scale for people with dementia living at home », *Canadian Journal of Occupational Therapy*, vol. 73, no 2, p. 67-75 (accessible au www.sepec.ca/grillesecu.htm).

Chapitre 4 – L'évolution naturelle
de la maladie d'Alzheimer

Dubois, B., H.H. Feldman et coll. (2007), « Research criteria for the diagnosis of Alzheimer's disease: revising the NINCDS-ADRDA criteria », *The Lancet Neurology*, vol. 6, n° 8, p. 734-746.

Dubois, B., H.H. Feldman et coll. (2010), « Revising the definition of Alzheimer's disease: a new lexicon », *The Lancet Neurology*, vol. 9, n° 11, p. 1118-1127.

Mayeux, R., C. Reitz et coll. (2011), « Operationalizing diagnostic criteria for Alzheimer's disease and other age-related cognitive impairment, Part I », Alzheimer's & Dementia, vol. 7, p. 15-34.

Reisberg, B., S. H. Ferris, R. Anand et coll. (1984), « Functional Staging of Dementia of the Alzheimer Type », *Annals of the New York Academy of Sciences*, vol. 435, n° 1, p. 481-483.

Chapitre 5 – Les traitements actuels
de la maladie d'Alzheimer

Belleville, S., F. Clement et coll. (2011), « Training-related brain plasticity in subjects at risk of developing Alzheimer's disease », *Brain*, doi:10.1093/brain/awr037. Publié en ligne le 22 mars 2011.

Belleville, S., F. Clement et coll. (2011), « Training-related brain plasticity in subjects at risk of developing Alzheimer's disease », Brain, vol. 134, p. 1623-1634.

DeKosky, S.T., J.D. Williamson et coll. (2008), « Ginkgo biloba for prevention of dementia: a randomized controlled trial », *Journal of the American Medical Association*, vol. 300, p. 2253-2262.

Forette, F., M.L. Seux et coll. (2002), « The prevention of dementia with antihypertensive treatment: new evidence from the Systolic Hypertension in Europe (Syst-Eur) study », *Archives of Internal Medicine*, vol. 162, p. 2046-2052.

Gauthier, S., B. Reisberg et coll. (2006), « Mild cognitive impairment », *The Lancet*, vol. 367, n° 9518, p. 1262-1270.

Kivipelto, M., T. Ngandu et coll. (2006), « Risk score for the prediction of dementia risk in 20 years among middle aged people : a longitudinal, population-based study », *Lancet Neurology*, vol. 5, n⁰ 9, p. 735-741.

Vellas, B. et P.S. Aisen (2010), « Early Alzheimer's trials: new developments », *The Journal of Nutrition, Health & Aging*, vol. 14, p. 293.

Chapitre 6 – Cent ans de recherche sur les causes possibles de la maladie d'Alzheimer

Doble, A. (1995), « Excitatory amino acid receptors and neurodegeneration », *Therapie*, vol. 50, n⁰ 4, p. 319-337.

Gatz, M., C.A. Reynolds et coll. (2006), « Role of genes and environments for explaining Alzheimer disease », *Archives of General Psychiatry*, vol. 63, n⁰ 2, p. 168-174.

Goedert, M. et M. G. Spillantini (2006), « A century of Alzheimer's disease », *Science*, vol. 314, n⁰ 5800, p. 777-781.

Lambert, J.C., S. Heath et coll. (2009), « Genome-wide association study identifies variants at *CLU* and *CR1* associated with Alzheimer's disease », *Nature Genetics*, vol. 41, n⁰ 10, p. 1094-1099.

Leduc, V., S. Jasmin-Bélanger et J. Poirier (2010), « APOE and cholesterol homeostasis in Alzheimer's disease », *Trends in Molecular Medicine*, vol. 16, n⁰ 10, p. 469-477.

Lindenbaum, S. (2008), « Understanding kuru: the contribution of anthropology and medicine », *Philosophical Transactions of the Royal Society B : Biological Sciences*, vol. 363, n⁰ 1510, p. 3715-3720.

Poirier, J., J. Davignon et coll. (1993), « Apolipoprotein E polymorphism and Alzheimer's disease », *The Lancet*, vol. 342, n⁰ 8873, p. 697-699.

St George-Hyslop, P.H. (2000), « Piecing together Alzheimer's », *Scientific American*, vol. 283, n⁰ 6, p. 76-83.

Chapitre 7 – Les facteurs usuels de risque et de protection

Amieva, H., H. Jacqmin-Gadda et coll. (2005), « The 9 year cognitive decline before dementia of the Alzheimer type: a prospective population-based study », *Brain*, vol. 128, n⁰ 5, p. 1093-1101.

BELLEVILLE, S. (2008), « Cognitive training for persons with mild cognitive impairment », *International Psychogeriatrics*, vol. 20, n⁰ 1, p. 57-66.

BREITNER, J.C. et M.F. FOLSTEIN (1984), « Familial nature of Alzheimer's disease », *The New England Journal of Medicine*, vol. 311, n⁰ 3, p. 192.

BREITNER, J.C., B.A. GAU et coll. (1994), « Inverse association of anti-inflammatory treatments and Alzheimer's disease: initial results of a co-twin control study », *Neurology*, vol. 44, n⁰ 2, p. 227-232.

CASTELLANI, R.J., R.K. ROLSTON et M.A. SMITH (2010), « Alzheimer disease », *Disease-a-Month*, vol. 56, n⁰ 9, p. 484-546.

FRISARDI, V., F. PANZA et coll. (2010), « Nutraceutical properties of mediterranean diet and cognitive decline : possible underlying mechanisms », *Journal of Alzheimer's Disease*, vol. 22, n⁰ 3, p. 715-740.

KATZMAN, R. (1993), « Education and the prevalence of dementia and Alzheimer's disease », *Neurology*, vol. 43, n⁰ 1, p. 13-20.

LARSON, E.B., L. WANG et coll. (2006), « Exercise is associated with reduced risk for incident dementia among persons 65 years of age and older », *Annals of Internal Medicine*, vol. 144, n⁰ 2, p. 73-81.

WILLIS, S.L., S.L. TENNSTEDT et coll. (2006), « Long-term effects of cognitive training on everyday functional outcomes in older adults », *Journal of American Medicine Association*, vol. 296, n⁰ 23, p. 2805-2814.

CHAPITRE 8 – Quand je serai grand, ou la recherche médicale dans les années à venir

AISEN, P.S., S. ANDRIEU et coll. (2011), « Report of the task force on designing clinical trials in early (predementia) AD », *Neurology*, vol. 76, p. 280-286.

BALLARD, C., S. GAUTHIER et coll. (2011), « Alzheimer's disease », *The Lancet*, vol. 377, p. 1019-1031.

DAVIGLUS, M.L., B.L. PLASSMAN et coll. (2011), « Risk Factors and Preventive Interventions for Alzheimer Disease: State of the Science », *Archives of Neurology*, vol. 100.

GAUTHIER, S. et P. SCHELTENS (2009), « Can we do better in developing new drugs for Alzheimer's disease ? », *Alzheimer's & Dementia*, vol. 5, p. 489-491.

KNOPMAN, D.S. (2009), « Mediterranean diet and late-life cognitive impairment : a taste of benefit », *Journal of the American Medical Association*, vol. 302, p. 686-687.

RISNER, M.E., A.M. SAUNDERS et coll. (2006), « Efficacy of rosiglitazone in a genetically defined population with mild-to-moderate Alzheimer's disease », *Pharmacogenomics Journal*, vol. 6, p. 246-254.

CHAPITRE 9 – Les grandes décisions à prendre au cours de la maladie d'Alzheimer

Mon mandat en cas d'inaptitude, Les Publications du Québec, 2011 ; www.curateur.gouv.qc.ca/cura/publications/mandat.pdf

Le Testament : quelques définitions, Gouvernement du Québec ; www.justice.gouv.qc.ca/francais/publications/generale/testamen.htm

Services de soins à domicile, Gouvernement du Québec ; http://is.gd/mNnOPJ

RESSOURCES BIBLIOGRAPHIQUES ET INFORMATIQUES

Livres et documents d'intérêt en français

GENDRON, Marie, *Le Mystère Alzheimer : l'accompagnement, une voie de compassion*, Montréal, Éditions de l'Homme, 2008.

GROULX, Bernard et Jacques BEAULIEU, *La Maladie d'Alzheimer : de la tête au cœur*, Montréal, Publistar, 2004.

SOCIÉTÉ ALZHEIMER DU CANADA, *Raz-de-marée : Impact de la maladie d'Alzheimer et des affections connexes au Canada*, Toronto, Société Alzheimer du Canada, 2009.

TOUCHON, Jacques et Florence PORTET, *La Maladie d'Alzheimer*, 3e édition, Paris, Masson, 2004.

Ressources internet en français

Société Alzheimer du Canada (http://www.alzheimer.ca/fr?c=1)

Association France Alzheimer (www.francealzheimer.org/)

Fédération québécoise des sociétés Alzheimer
  (www.alzheimerquebec.ca)

Baluchon Alzheimer (www.baluchonalzheimer.com/)

Alzheimer Belgique (www.alzheimerbelgique.be/)

Alzheimer Montpellier (www.alzheimer34.org/)

Association Alzheimer Suisse (www.alz.ch/f/html/)

Ressources internet en anglais

Alzheimer's Association U.S.A. (www.alz.org/)

Alzheimer's Foundation of America (www.alzfdn.org/)

Alzheimer's Disease International (www.alz.co.uk/)

Dementia Guide (www.dementiaguide.com/)

International Dementia Advocacy Network
  (www.dasninternational.org/)

Alzheimer Europe (www.alzheimer-europe.org/)

Alzheimersdisease.com (www.alzheimersdisease.com/)

À propos des auteurs

DR JUDES POIRIER, PH.D., C.Q.

Le Dr Judes Poirier était jusqu'à tout récemment directeur du Centre d'études sur le vieillissement de l'Université McGill. Il est professeur titulaire au Département de médecine et au Département de psychiatrie, et directeur de l'Unité de neurobiologie moléculaire de l'Institut universitaire de santé mentale Douglas à Montréal. Il est aussi chercheur des Instituts canadiens de recherche en santé.

Le Dr Poirier est un pionnier de la recherche biomédicale sur les causes et les traitements des maladies d'Alzheimer et de Parkinson. C'est à l'Andrus Gerontology Centre de Los Angeles qu'il a identifié le rôle primordial de l'apolipoprotéine E (apoE) dans la réparation des cellules cérébrales. Cette découverte majeure a été suivie de près par une seconde avancée mettant au jour une variante génétique de l'apoE qui augmente de façon substantielle le risque de développer la forme commune de la maladie d'Alzheimer. En 1995 et 1996, il a identifié une série de gènes porteurs de variations génétiques permettant de prédire si certains types de médicaments fonctionneront ou pas chez un patient donné. Dans certains milieux, on le considère comme l'un des fondateurs de la pharmacogénomique du système nerveux central.

Le travail novateur du Dr Poirier a été récompensé par plusieurs prix prestigieux. Il a entre autres obtenu le prix Beaubien de la Société Alzheimer du Canada, le prix Galien pour sa contribution dans le domaine de la pharmacogénétique, le prix Jonas Salk, puis le prix André-Dupont du Club de recherches cliniques du Québec.

Sur la scène internationale, on lui a décerné au Japon les prestigieux prix de l'International Society for Neurochemistry et le First International Parke-Davis Award, pour ses contributions scientifiques effectuées dans le domaine de la génétique et de la maladie d'Alzheimer. Il fut récemment accueilli par le Premier ministre du Québec à titre de chevalier au sein de l'Ordre national du Québec. Il détient un doctorat honorifique de la plus vieille faculté de médecine du monde, celle de l'Université de Montpellier, en France. Ambassadeur de la recherche auprès des enfants (Conseil de la recherche médicale du Canada) pendant plusieurs années, il est également entrepreneur et cofondateur de deux entreprises de biotechnologie spécialisées en pharmacogénomique et en pharmaceutique. Personnalité de la semaine du journal *La Presse* et l'une des personnalités de l'année 1996 de la revue *L'Actualité*, le Dr Poirier est

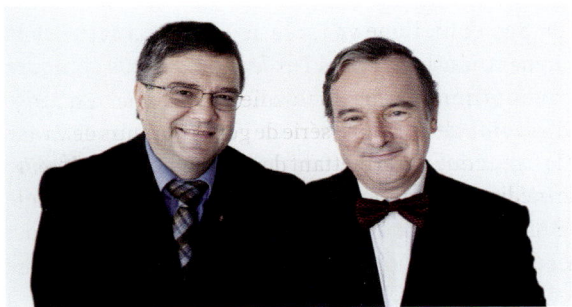

Dr Judes Poirier et Dr Serge Gauthier

souvent invité à des émissions grand public de radio et de télévision pour couvrir les actualités quant à la recherche sur les maladies neurodégénératives, comme les maladies d'Alzheimer et de Parkinson. Il est aussi un expert international de la biologie du vieillissement normal et des centenaires.

DR SERGE GAUTHIER, M.D.

Le Dr Serge Gauthier a fait ses études de médecine à l'Université de Montréal, sa résidence en neurologie à l'Université McGill, et un stage de recherche au laboratoire du professeur Theodore L. Sourkes, au Allen Memorial Institute à Montréal.

Il a été tour à tour chercheur à l'Hôpital neurologique de Montréal, directeur du Centre McGill d'études sur le vieillissement, puis titulaire d'une chaire de recherche du programme des Instituts canadiens pour la recherche en santé et de la recherche et du développement. Il est actuellement professeur titulaire aux départements de neurologie et neurochirurgie, de psychiatrie et de médecine à l'Université McGill.

Ses contributions à la recherche incluent la préparation des devis et l'exécution d'essais cliniques randomisés en vue d'établir l'efficacité et la sécurité d'emploi des inhibiteurs de l'acétylcholinestérase, des agonistes muscariniques, de la mémantine et de molécules pouvant modifier la progression de la maladie d'Alzheimer et de la démence vasculaire. Le Dr Gauthier démontre un intérêt particulier pour une approche consensuelle dans la prise en charge de la démence à ses divers stades, pour l'éthique de la recherche impliquant des personnes vulnérables, et pour la prévention des pertes cognitives liées au vieillissement.

COORDONNÉES

Dr Judes Poirier

Institut universitaire en santé mentale Douglas
Pavillon Perry
6875, boul. LaSalle
Montréal (Québec) H4H 1R3
Canada
Téléphone : 514 761-6131
Télécopieur : 514 888-4094

Dr Serge Gauthier

Centre McGill d'études sur le vieillissement
6825, boul. LaSalle
Montréal (Québec) H4H 1R3
Canada
Téléphone : 514 766-2010
Télécopieur : 514 888-4050

Le Livre de Poche s'engage pour l'environnement en réduisant l'empreinte carbone de ses livres. Celle de cet exemplaire est de :

550 g éq. CO$_2$

Rendez-vous sur www.livredepoche-durable.fr

PAPIER À BASE DE FIBRES CERTIFIÉES

Achevé d'imprimer en février 2016 par
Unigraf S.L, Espagne
Dépôt légal 1re publication : novembre 2013
Édition 02 – février 2016
LIBRAIRIE GÉNÉRALE FRANÇAISE – 31, rue de Fleurus – 75278 Paris Cedex 06

31/6701/2